图说常见老年疾病护理健康教育

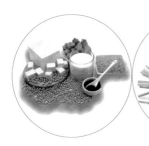 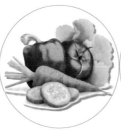 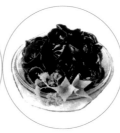 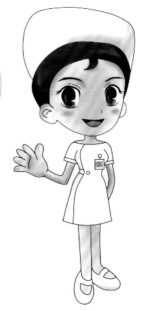

主　编　王晓媛　王丽媛　勇琴歌

科学出版社

北京

内 容 简 介

本书分9篇，包括老年心血管疾病、呼吸系统疾病、消化系统疾病、血液疾病、神经疾病、肾脏疾病、肿瘤、内分泌系统疾病以及老年外科疾病，用插图与文字相结合的形式，讲述疾病的诊疗护理知识。

本书内容丰富，简明易懂，可供老年人和医疗机构、养老机构及社区家庭护理人员学习使用。

图书在版编目(CIP)数据

图说常见老年疾病护理健康教育/ 王晓媛，王丽媛，勇琴歌主编. —北京：科学出版社，2021.4

ISBN 978-7-03-067940-6

Ⅰ.①图… Ⅱ.①王…②王…③勇… Ⅲ.①老年人－护理学 Ⅳ.①R473.59

中国版本图书馆CIP数据核字（2021）第009919号

策划编辑：郝文娜 / 责任校对：张 娟
责任印制：赵 博 / 封面设计：吴朝洪

科 学 出 版 社 出版

北京东黄城根北街 16 号
邮政编码：100717
http://www.sciencep.com

北京九天鸿程印刷有限责任公司 印刷

科学出版社发行 各地新华书店经销
*
2021 年 4 月第 一 版 开本：720×1000 1/16
2021 年 4 月第一次印刷 印张：15
字数：26 100

定价：99.00 元
（如有印装质量问题，我社负责调换）

编者名单

主　编　王晓媛　王丽媛　勇琴歌

副主编　胡梦梦　赵　婷　申姜琼

编　者（按姓氏笔画为序）

万文娟	王志英	王志燕	王锦玲	石海燕	申姜琼
毕艺琼	吕　月	朱海兰	闫雅凤	刘志英	孙亚超
孙瑷琨	李　娜	李　谦	李冬梅	李琳丽	杨　丽
杨　晶	杨红旗	来纯云	沙薇薇	张　洁	张雪珂
张瑞芹	武淑萍	罗　政	孟晓敏	赵　敏	赵　婷
胡梦梦	勇琴歌	聂　丹	顾月琴	高艳红	郭彦雪
郭真真	黄　莉	龚竹云	康丰娟	彭丽丽	韩晓琦
鲍莲华					

前　言

　　随着科学技术的进步和人民生活水平的提高，我国人口寿命逐渐延长，不可避免的进入老龄化社会，截至 2019 年末，我国老年人口已达 2.53 亿，约占全国人口的 17.6%。老年人随着年龄增长，身体也在逐渐衰弱、出现多病共存的特征，80 岁以上老年人因衰弱发病率约为 28.4%，高龄失能人群逐年增多，护理需求逐年增高，健康风险管理严重困扰社会和家庭，养老服务越来越得到重视。

　　为了提高老年人自我保健素养和生存质量，促进更好健康生活，我们作为全国全军一流的保健基地，在总结 60 余年老年专科疾病护理经验的基础上，组织编写了本书。本书强调三个特点：一是实用性，聚焦老年常见疾病答疑解惑；二是可行性，教会老年人一些听得懂、用得上、学得会的家庭及日常自我护理技能；三是趣味性，针对老年人的实际情况，采用图说方式介绍相关知识。

　　本书共分 9 篇，系统讲述常见疾病的诊疗与护理要点，内容直观，易学易懂，深入浅出，简明实用。可供老年人和医疗机构、养老机构及社区家庭护理人员学习使用。由于水平所限，本书难免有不完善之处，诚望护理同仁指导。

中国人民解放军总医院

王晓媛　王丽媛　勇琴歌

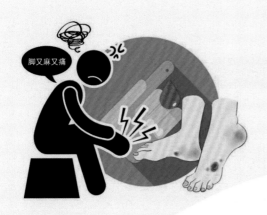

目 录

第一篇
老年心血管疾病

一、冠 心 病

1. 什么是冠心病?

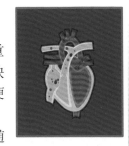

冠心病是冠状动脉粥样硬化性心脏病的简称。

冠状动脉是供应心脏血液的血管。冠状动脉发生严重粥样硬化或痉挛，会使冠状动脉狭窄或闭塞，导致心肌缺血或缺氧而出现心绞痛、心律失常，严重者可发生心肌梗死，危及生命。

冠心病的发病率随年龄的增长而增高，危险程度也随年龄的增长而加重。有资料表明，自 40 岁开始，每增加 10 岁，冠心病的发病率增加 1 倍。男性 50 岁，女性 60 岁以后，冠状动脉硬化发展比较迅速，同样，心肌梗死的危险也随着年龄的增长而增加。

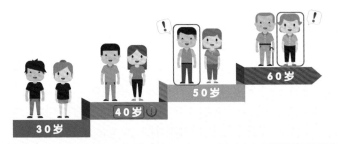

2. 冠心病的危险因素

肥胖：脂质代谢异常是冠心病最主要的危险因素，其中，低密度脂蛋白偏高的危害最大。

高血压：高血压的患者，动脉承受较大的压力，血管内皮细胞容易受损，这就给了低密度脂蛋白进入动脉血管内部形成粥样斑块的机会。

1

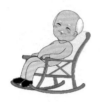

缺乏运动：规律运动可帮助维持正常体重，改善血压、血脂异常问题，缺乏运动可能提高心血管疾病发生的概率。

过量饮酒：过量饮酒可增加血栓形成的风险，建议每日饮酒量男性不超过 30ml、女性不超过 15ml 为佳。

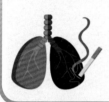

吸烟：可造成血管闭塞、降低血氧循环。吸烟者发生冠心病的风险是未吸烟者的 2 ～ 4 倍。

3. 冠心病的临床表现

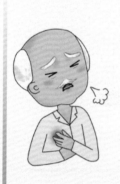

- 胸痛最为常见，常有压迫感，发闷和烧灼感，在劳动、兴奋时或受寒、饱餐后发生；一般持续数秒或数分钟。
- 运动或劳累时出现左肩或左上肢前臂内侧疼痛，也可以表现为牙痛和胃痛。
- 1/3 左右的患者可以无任何症状，其他患者表现为心脏缺血症状，常见的就是心绞痛。
- 易疲劳或气短、汗多，恶心或胃部烧灼感。
- 心悸或心跳不规律等。

4. 冠心病的治疗方法

药物治疗	手术治疗	介入治疗
药物治疗是最基本，也是内科治疗最主要方法。	创伤大，恢复时间较长。	如经皮冠脉介入术（PCI），是目前发展最快，比较先进的治疗方法。

药物治疗：冠心病用药主要包括扩张冠脉血管、抗凝、降脂、降压和控制心率等。

● 抑制血小板凝集药物

如阿司匹林肠溶片，口服剂量100mg。用法：每日一次。不良反应：胃、肠道、口腔黏膜、眼底、颅内出血等可能。服药时间：早饭后服用。

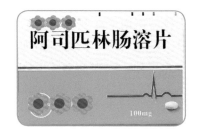

● 他汀类药物

阿托伐他汀钙片（立普妥）、辛伐他汀分散片（舒降之）、辛伐他汀片（辛可）等，口服剂量根据医嘱执行。作用：降低胆固醇，控制血脂水平，延缓冠脉斑块的形成，有效防治冠心病的复发。不良反应：肝功能受损、横纹肌溶解等。服药时间：宜在睡前服用。注意事项：定期复查肝肾功能。

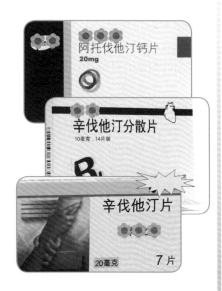

● 控制心率类药物

长期服用阿替洛尔片（氨酰心安）、酒石酸美托洛尔片（倍他乐克）等药物时，不能随意突然停用或漏服，否则会引起心绞痛加剧或心肌梗死，因食物能延缓此类药物的吸收，故应在饭前服用。作用：减少心肌耗氧量；不良反应：心率减慢、血压降低、恶心、头痛等。注意事项：自测脉搏＜60次／分时应慎用。

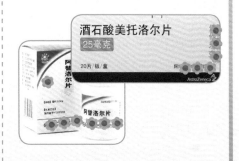

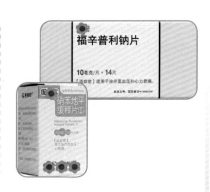

● **降血压药物**

硝苯地平缓释片（伲福达）、福辛普利钠片（蒙诺）等，口服剂量根据医嘱执行。作用：降低血压。不良反应：头晕、头痛、恶心等；服药时间：饭后服用。注意事项：当血压＞140/90mmHg且出现头晕等症状时，应及时就诊。

使用硝酸甘油的注意事项

● **注意服药姿势**

应采取坐位含药，最好是坐在沙发、藤椅或其他宽大的靠背椅上。坐位含药比躺着、站着都好。这是因为硝酸甘油有扩张血管作用，平卧位时会因回心血量增加而加重心脏负担，影响疗效，立位时，由于心脑供血不足易出现晕厥。

● **注意疗效**

连续含化3片硝酸甘油，心绞痛如无缓解，且伴有大汗、面色苍白、恐惧不安和四肢厥冷等症状时，要考虑发生了急性心肌梗死，应立即按心肌梗死的急救常规进行处理。

● **注意药品剂量**

心绞痛发作时，可立即舌下含化1片硝酸甘油，如不见效，隔5分钟再含化1片，可连续应用3次，一般不超过3次。

● **注意用药途径**

心绞痛急性发作时，应立即将硝酸甘油片含于舌下。这是因为舌下毛细血管丰富，吸收快，药效发挥快。

● **注意备品充足**

平时应多查验药物数量及有效期，若余量不多或已过有效期，应及时补充或更换。

● **注意不良反应**

硝酸甘油用量过大，会引起面色潮红、搏动性头痛、心悸、血压降低等不良反应，此时应减少用量。

● **注意随身携带**

无论旅游、开会或其他外出时，都要记住随身携带硝酸甘油片，将其装在外衣口袋里，以备使用。

● **注意避光保存**

硝酸甘油片在随身携带时，由于受身体温度的影响且密闭情况不佳，容易分解失效（含化该药时，若口腔无麻刺烧灼感则表明失效），所以，最好每月更换1次。

硝酸甘油小口诀

舌下含化取坐位，既能预防也应急。

剂量过大有征兆，头痛心悸血压低。

三片无效有问题，急性心梗要考虑。

随身携带防不测，药物失效及时替。

5.冠心病的预防

健康饮食：三限制、两增加。

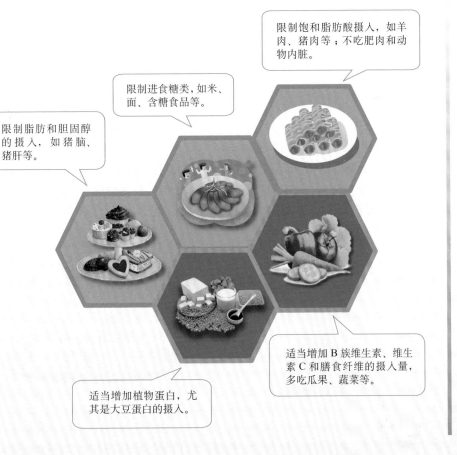

限制饱和脂肪酸摄入，如羊肉、猪肉等；不吃肥肉和动物内脏。

限制进食糖类，如米、面、含糖食品等。

限制脂肪和胆固醇的摄入，如猪脑、猪肝等。

适当增加B族维生素、维生素C和膳食纤维的摄入量，多吃瓜果、蔬菜等。

适当增加植物蛋白，尤其是大豆蛋白的摄入。

规律生活

避免过度劳累及情绪激动。

避免在酷冷、炎热天气外出。

不宜在饱餐或饥饿时洗澡。

避免饱餐、用力排便。

如观看刺激性强的电影、电视、球赛等。

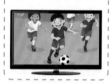

水温应适宜，时间不宜过长，浴室门不要上锁，以防发生意外。

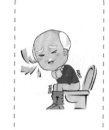

调整心态

调整生活、工作节奏，竞争性或进取心过强的老年人应设法改变生活或处事态度，尽量放松身心、消除紧张，充分利用和安排休闲生活，以减轻身心压力。

注意保持良好心态；精神紧张、情绪激动、焦虑不安等不良心理状态可使心率加快，加重心脏负担，诱发和加重病情。

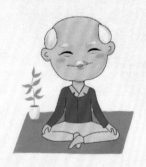

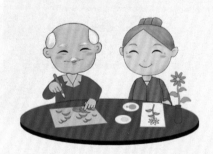

适当运动

运动要循序渐进，持之以恒，平时不运动者，不要突然从事剧烈运动。运动时不要穿得太厚，影响散热，增加心率，心率过快会使心肌耗氧量增加。

冠心病的步行运动处方

● 目的　通过体育锻炼恢复体力，提高心脏功能，控制体重，调节血脂和降低过高的血压，从而控制冠心病的诱发因素，减少其发作的危险。

● 锻炼内容　步行。

● 运动强度　速度为 80 ～ 100 米 / 分，心率为 100 ～ 110 次 / 分。

● 运动持续时间　每次 20 ～ 30 分钟。

● 运动频率　每周 3 ～ 4 次。

● 配合放松练习　如太极拳，运动时间为 10 分钟，可以每天进行，心率可掌握在 < 100 次 / 分。

● 注意事项　在进行有氧运动前，必须做 5 分钟的准备活动；运动后，要做 5 分钟的整理放松活动。在运动中，出现以下情况，如心脏不适，气短，心率 > 120 次 / 分时，要立即停止运动。

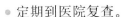

6. 居家指导

● 对疾病要有正确的认识，按医嘱坚持服药，定期复查。

● 保持精神愉快，情绪稳定，遇事豁达开朗。

● 如有天气变化及时加减衣物，预防感冒，避免因寒冷引起胸痛发作。

● 饮食要有规律，应以低脂、低盐、低糖为主，避免过多地食入含饱和脂肪酸较多的动物性脂肪和含有大量胆固醇的食物，切忌暴饮暴食，多吃蔬菜、多饮牛奶、豆制品等。

● 定期到医院复查。

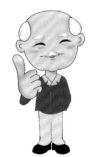

（刘志英　勇琴歌）

二、高 血 压

1. 什么是高血压?

血压是血液由心脏排出时作用于血管壁的侧压力,通常所说的血压是指动脉内的压力。

心脏收缩时产生的压力称为收缩压。

心脏舒张时产生的压力称为舒张压。

高血压定义:在未使用降压药物的情况下收缩压≥140mmHg 和(或)舒张压≥90mmHg。

<table>
<tr><td colspan="3">血压正常范围及记录</td></tr>
<tr><td colspan="3">正常血压:
收缩压 90 ～ 139mmHg
舒张压 60 ～ 89mmHg
脉　压 30 ～ 40mmHg
记录:
收缩压 / 舒张压,如 120/84mmHg</td></tr>
</table>

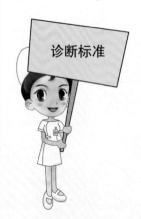

诊断标准

类别	收缩压(mmHg)	舒张压(mmHg)
正常血压	< 120	< 80
正常高值	120 ～ 139	80 ～ 89
高血压	≥ 140	≥ 90
1 级高血压(轻度)	140 ～ 159	90 ～ 99
2 级高血压(中度)	160 ～ 179	100 ～ 109
3 级高血压(重度)	≥ 180	≥ 110
单纯收缩期高血压	≥ 140	< 90

日常生活中使血压升高的因素

运动、用力排便或长时间屏气动作,长时间的站立,饱餐后,情绪激动、紧张、恐惧、兴奋,吸烟、饮酒、摄入过多钠盐、药物等。

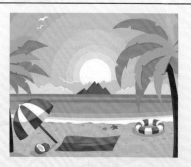

高温环境,血压略下降

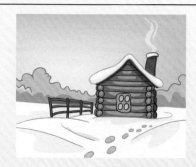

寒冷环境,血压略升高

引起高血压的危险因素

吃太咸的食物　肥胖　高龄　精神紧张　吸烟　遗传　药物　高胆固醇

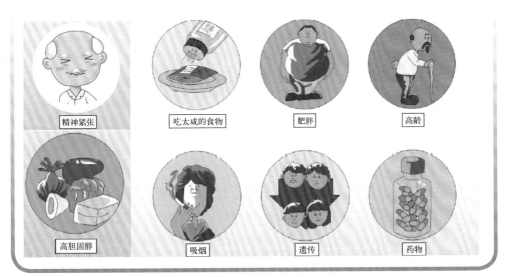

精神紧张　　吃太咸的食物　　肥胖　　高龄

高胆固醇　　吸烟　　遗传　　药物

2. 高血压的危害

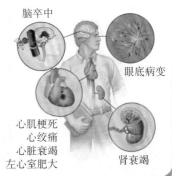

脑卒中

眼底病变

心肌梗死
心绞痛
心脏衰竭
左心室肥大

肾衰竭

高血压不只是一个独立的疾病，同时它还会导致心、脑、肾等重要器官的损害和相关疾病的发生。最常见的为脑卒中、冠心病和肾衰竭。

3. 高血压患者的症状

高血压可有不同的症状或无任何不适

案例 1

张先生由于平时口重，喜欢吃咸菜，逐渐出现头晕、头痛、失眠、多梦、记忆力下降、工作效率不高，去神经内科就诊发现高血压。

案例 2

李先生由于活动少，过量进食、饮酒，出现体重增加，因胸闷，心悸在心内科就诊发现高血压。

初期表现

● **症状** 初期可有头痛、头晕、耳鸣、疲劳、心悸等表现。随病程延续可出现视物模糊、鼻出血等较重症状。

● **体征** 血压随季节、昼夜、情绪有较大波动。

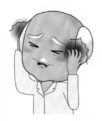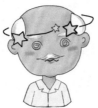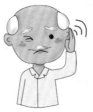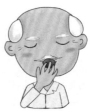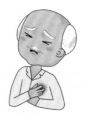

严重高血压表现

● **高血压危象** 因紧张、疲劳、寒冷、突然停服降压药物等诱因，小动脉发生短暂性强烈痉挛，血压急剧上升，以收缩压升高为主。

● **高血压急症** 血压一般急剧升高超过 180/120mmHg，同时伴有心、脑、肾等重要器官功能不全表现，如高血压脑病、脑出血、脑梗死、急性心力衰竭、心绞痛、急性心肌梗死、主动脉夹层等。

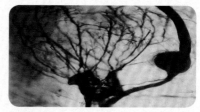

● **高血压亚急症** 没有器官损害，有血压升高明显的症状，如头痛、烦躁、眩晕、恶心、呕吐、心悸、气急及视物模糊。

心受损的表现

高血压可致冠状动脉粥样硬化，引起心绞痛、心肌梗死甚至猝死。长期高血压导致左心室肥厚扩大，最终引起心力衰竭。

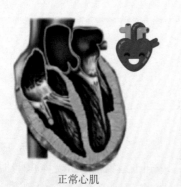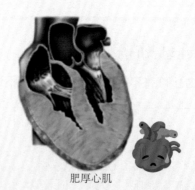

正常心肌   肥厚心肌

肾受损的表现

高血压引起肾小球纤维化，肾损害，最终导致肾衰竭。

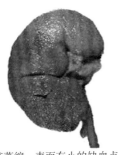

肾脏萎缩，表面有小的缺血点

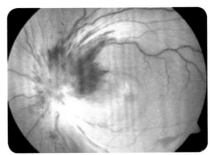

正常肾脏　　　　　萎缩肾脏

正常肾脏表面光滑体积约（11×5×3）cm³
萎缩肾脏表面颗粒状，体积变小

眼底受损的表现

高血压引起眼底小动脉痉挛、硬化，视网膜渗出，视盘水肿，导致视物模糊、视力下降，甚至失明。

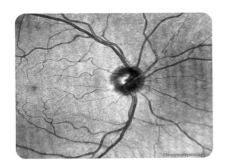

正常眼底　　　　　　　　　　　　　　　眼底病变

脑受损的表现

表现为短暂性脑缺血发作、脑出血、高血压脑病、认知功能降低、痴呆、视力丧失等。

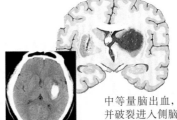

中等量脑出血，累及左侧壳核，并破裂进入侧脑室；大脑向对侧扭曲，右侧可见愈合的出血瘢痕

CT 扫描显示壳核大量出血

提醒

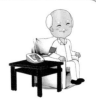

- 应利用各种机会（如就诊、体检或在家里）测量血压，以便及时发现高血压。
- 高血压治疗的依据是血压水平而不是有无症状或症状的轻重。

4. 高血压的自我管理

测量血压应注意的事项

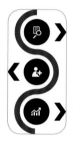

先休息 10 ~ 15 分钟，以坐位、右臂的血压为准

每天同一时间

多测几次

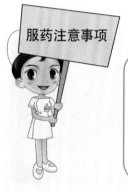

服药注意事项

降压不宜过快、过低，以避免心、脑供血不足

不要自己随便换药、加药或突然停药

坚持服药，维持血压平稳

避免其他因素影响（如大量饮酒等）

血压降不下来的原因

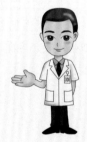

- 患者仍高盐、过量饮食，吸烟或服用某些药物。
- 抗高血压药物选择不合理。
- 有引起高血压的其他疾病尚未诊断出来。
- 高血压肾损害影响高血压治疗效果。
- "白大衣高血压"。

高血压患者应坚持的生活方式

不适宜做的事情：打麻将、喝酒、吸烟、睡懒觉等。

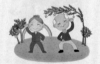

适宜做的事情：慢跑、游泳、打太极拳等运动。

不适宜吃的食物：动物内脏、腌制食品等。

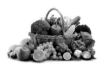

适宜吃的食物：新鲜蔬菜、水果、淡水鱼等。

高血压患者的运动原则

● 提倡因人而异，小量运动开始，适度运动，循序渐进，逐渐增加运动量，达到运动标准负荷量。

● 遵循"3、5、7"原则。"3"：每次步行 3 千米，30 分钟走完；"5"：每周运动 5 次左右；"7"：达标心率计算：年龄 + 运动心率 =170 次 / 分左右。

● 运动类型可选择感兴趣的运动项目，最好是有氧运动。

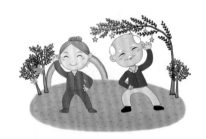

● 运动时间可选择早晨和晚饭后 1 小时，晚餐不宜过饱，以免影响运动量和发生其他不良反应。

● 如果血压明显升高，而且波动大，或合并其他病情不稳定时，要适当减轻运动强度或停止运动。

5.高血压的预防

合理饮食

● 每天喝一袋牛奶。
● 进食 250 ～ 350g 糖类。
● 早餐选高蛋白食物。
● 有粗有细，不甜不咸，三四五顿，七八分饱。
● 500 克蔬菜和水果。

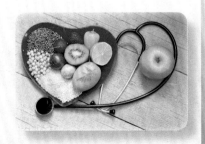

一天1～2个西红柿

绿茶

新鲜红、黄色的蔬菜

燕麦粉、燕麦片

黑木耳

降血压小贴士

常吃豆腐能降低人体内的胆固醇。常用豆腐煮芹菜叶吃，有辅助降低血压作用。

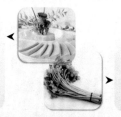

常吃芹菜炒肉丝，有保护血管和降低血压的功效，也有镇静作用。

常吃洋葱，有降血脂、预防血栓形成的功效，也能使高血压下降。

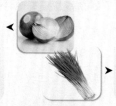

葱能减少胆固醇在血管壁上的积累，常食葱煮豆腐，有协同降低血压之功效。

常吃海带炖豆腐，有利于降压。能防止脂肪在动脉壁蓄积。

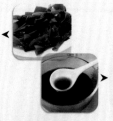

患高血压和动脉血管硬化的老年人，每天喝适量的醋，可减少血液流通的阻塞。

花生仁（带红衣）用浸醋1周，酌加红糖，早晚适量服用。花生壳50～100个，洗净泡水代茶饮用，对稳定血压有帮助。

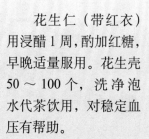

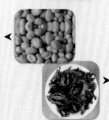

将废茶叶渣晒干装入小布袋中，作枕头垫。

《高血压十忌歌》

按歌自检点，不患脑血溢。

十忌不注意，脑病乘虚袭；

九忌烈日晒，又怕太大意；

八忌大便干，内燥体温起；

七忌头猛震，抬举出过力；

六忌连失眠，熬夜不歇息；

五忌嗜酒肉，体胖血流细；

四忌灾祸重，精神强刺激；

三忌忙与乱，烦恼多难题；

二忌有苦衷，心情受压抑；

一忌性子急，冲动发脾气；

（刘志英　勇琴歌）

三、心脏起搏器

1. 需要安装心脏起搏器的情况

适应证

- 心脏传导阻滞。
- 病态窦房结综合征。
- 反复发作的颈动脉窦性晕厥和心室停搏。
- 异位快速心律失常药物治疗无效者。
- 外科手术前后的"保护性应用"。
- 其他引起心动过缓的心脏病。

禁忌证

- 全身感染。
- 急性心肌梗死。

2. 人工心脏起搏器的手术过程及位置

局部麻醉后穿刺锁骨下静脉，插入起搏电极，将电极顶端置于右心室心尖部或右心房心耳部，监测各项参数指标满意，将脉冲发生器放置囊袋内埋藏于锁骨下两横指处的胸壁囊袋内。

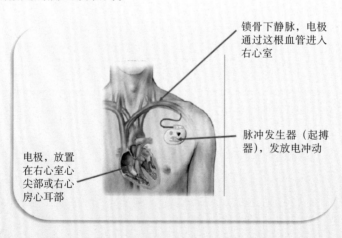

锁骨下静脉，电极通过这根血管进入右心室

脉冲发生器（起搏器），发放电冲动

电极，放置在右心室心尖部或右心房心耳部

3. 认识心脏起搏器

概念

心脏起搏器是一种医用电子仪器，它能发放电子脉冲信号经过导线和电极刺激心脏，使之激动并产生收缩，并模拟心脏电活动和传导的功能以达到治疗目的。

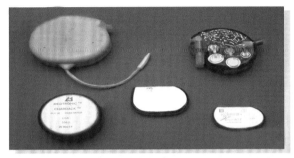

各年代起搏器越来越小巧

构成

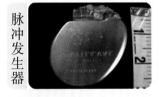
脉冲发生器

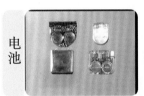
电池

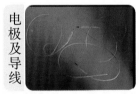
电极及导线

工作原理

心脏起搏器，就是由脉冲发生器发放一定的脉冲电流，通过起搏电极传送到心肌，局部心肌被兴奋，兴奋向周围传导，最终使整个心室与心脏兴奋收缩，从而代替心脏自起搏点，维持有效心搏。

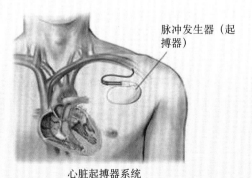

脉冲发生器（起搏器）

心脏起搏器系统

4. 安装心脏起搏器后可能出现的问题

常见并发症

- 电极移位、导线断裂。
- 囊袋血肿、囊袋感染。
- 起搏器综合征（疲乏、气短、眩晕、晕厥、颈部与腹部搏动、肺淤血、咳嗽等）。
- 起搏器介导性心动过速。
- 心脏穿孔、血气胸。

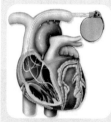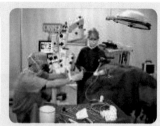

5. 安装心脏起搏器的照护措施

安装心脏起搏器术前准备

- 术前签署知情同意书。
- 在手术部位备皮。
- 练习床上排大、小便。
- 术前 6 小时禁食、禁水。

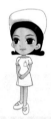

安装心脏起搏器术后照护要点

- 绝对卧床休息 24～48 小时，伤口沙袋压迫 6～8 小时，避免术侧卧位。
- 观察伤口有无渗血、渗液，及时发现、及时处理。
- 术后 2 周内上肢避免做外展、用力、抬高过度，前后摆动不宜超过 30°，避免用力咳嗽。保持伤口敷料清洁，一般 3 天后可下床，7 天后可拆线。

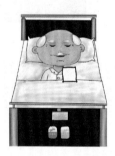

自我观察

- 电池耗竭 一般起搏器寿命为 6～8 年。学会自数脉搏，如出现头痛、眩晕、胸痛、气短、右上肢肌肉抽动、脉搏次数比设置次数少 5 次以上，请及时就医。
- 伤口感染 正常伤口拆线后无明显红肿，回家后如有急性感染，如红、肿、热、痛等变化请及时就诊。
- 电极导线断裂或移位 突发右侧肢体电击痛或酸痛，心电图示起搏信号与心律无关，请及时就诊。

活动范围

绝对禁止接近强磁场、电场,一般的家居电器不受影响,如果使用电吹风,请不要频繁开关,接触家电如有异常时要远离。

当心强磁场

活动应循序渐进,最初 6 周内,不要游泳、打高尔夫球、网球、提 5kg 以上的重物。6 周后可以进行正常活动。术肢 1 ～ 3 个月避免大幅度活动,活动以感觉舒适为宜,可以进行骑车、游泳、洗澡、跳舞等日常活动。防止受凉感冒。接听手机时尽量避免将其置于起搏器同侧。

饮食

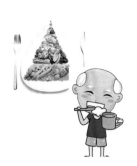

● 低盐清淡饮食　适当增加营养,高蛋白、高热量饮食与水果、蔬菜合理搭配,如心功能较差,请限制入量,不易过饱,不喝有刺激性的饮料,如咖啡、浓茶,要控制体重,戒烟、戒酒。

● 保持口腔卫生　饭后要漱口,进餐时,室内应整洁,保持空气清新,食具清洁。

服药注意事项

坚持按医嘱服用药物。任何一种抗心律失常药物都有致心律失常的作用,不能随意加、减药物量或突然停止用药,以免加重病情。

外出与随访

随身携带急救卡片,并注明起搏器类型、品牌、型号、数字、设置频率、家庭住址、联系方式并备好急救用药,以便发生意外时急用。

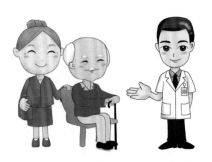

出院后第 1 个月积极随访,以后每 2 ～ 3 个月随访 1 次,待接近起搏器限定年限时要缩短随访时间,加强随访,每月甚至每周 1 次。

（刘志英　勇琴歌）

四、经皮冠状动脉介入治疗（PCI）

1. 什么叫经皮冠状动脉介入治疗？

经皮冠状动脉介入治疗（PCI），是指经心导管技术疏通狭窄甚至闭塞的冠状动脉管腔，从而改善心肌血流灌注的治疗方法。

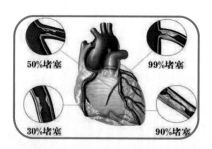
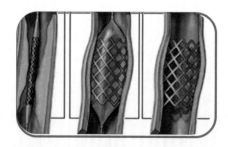

● PCI 治疗的操作

采用微创技术，从腕部（桡动脉）或腿部（股动脉）动脉血管插入一根小导管，送至冠状动脉开口，注射在 X 线下能显影的造影剂后，冠状动脉的病变情况一目了然。如果发现有严重血管狭窄或堵塞，可在病变处扩张球囊并置入支架，使狭窄的血管腔扩大，从而改善心脏血流。

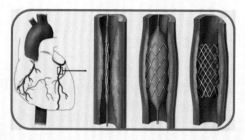

PCI 手术创伤小，恢复快，术中只需局部麻醉，整个过程患者是清醒的，术中在病变处扩张和置入支架时，可能会出现疼痛症状，属于正常现象。

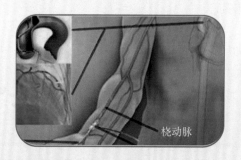

桡动脉

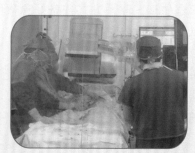

置入的支架采用不锈钢合金材料，具有很强的支撑力，耐腐蚀并有塑形记忆功能。术中扩张支架时给予的高压力可使支架紧紧地镶嵌于冠状动脉壁上，不会移位脱落。

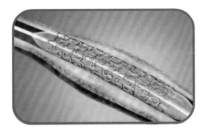 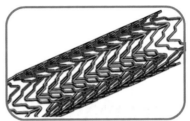

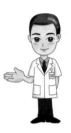

提醒 是治疗冠心病的一种方法，但并不代表仅此方法治疗后病情就能痊愈；如果疏于管理，在术后一段时间里部分患者支架置入处会出现再狭窄，致使病情复发或出现新的冠状动脉病变。

2. PCI 术前、术后的准备

完善检查	血常规、凝血、心电图、心脏彩超等各项检查
皮肤准备	备皮，如备双上肢、双侧腹股沟、会阴部皮肤
用药准备	抗凝治疗；水化治疗；碘过敏试验
心理护理	术前宣教
家属支持	签署手术知情同意书 家属陪伴
饮食准备	正常饮食，宜清淡、易消化 术晨禁食，少量饮水、服药
配合训练	术中配合训练：深呼吸 - 屏气 - 咳嗽练习 术后卧床训练：床上大、小便，躯体平卧训练
其他准备	前一日保证休息和睡眠，洗澡或擦身；术晨更换病号服，不穿内衣裤，取下活动性义齿、首饰，排空小便。等待手术室人员来接

术后注意事项

入路肢体能动吗？

桡动脉入路肢体：可以活动，抬高术肢，手指可屈曲活动。

股动脉入路肢体：平卧位，术侧肢体制动 24 小时。

伤口怎么办？

桡动脉入路肢体：医生 2 小时松解一次压力止血扣装置，6 小时后为您拆除装置，换弹性绷带包扎。

股动脉入路肢体：沙袋压迫伤口 6 小时。

怎么大小便？

桡动脉入路肢体：术后自行排尿、排便。

股动脉入路肢体：床上平卧位排尿、排便。

怎么吃？

吃易消化的食物，如面条、粥等。禁食牛奶，防止胀气。

多饮水，促进造影剂排除。

3. PCI 后自我管理

坚持用药

抗血小板及抗凝血药物	控制危险因素，合理用药
↓	↓
阿司匹林＋硫酸氯吡格雷（波立维）	降压、降脂、降血糖药等
↓	↓
1 年或更长	终身治疗

● 抗血小板凝血治疗的目的

治疗效果：抗血小板治疗，防止血栓风险及凝血物质沉积，减少病变部位的再狭窄。

防止心脏不良事件：血栓形成是介入术后最主要的风险，可导致心绞痛、心肌梗死甚至猝死等不良事件。

防止血栓形成：血管内膜的内皮化等因素会导致术后血栓形成。

用药注意事项

有无出血倾向

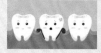

如牙龈出血、皮肤出血点等，应定期复查血常规。

有无胃痛或黑粪

长期服用阿司匹林有可能造成消化道溃疡或出血，如有胃痛或黑粪，第一时间就诊不可擅自停药。

饮食管理

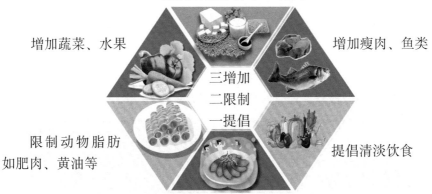

增加植物蛋白，如豆浆等

增加蔬菜、水果

增加瘦肉、鱼类

三增加
二限制
一提倡

限制动物脂肪
如肥肉、黄油等

提倡清淡饮食

限制胆固醇，如动物内脏

适当运动

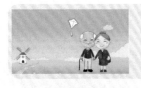

散步

八段锦

循序渐进
持之以恒

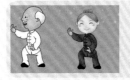

太极拳

快走

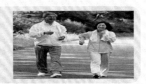

● 时间　20～40分钟／次。

● 次数　3～5次／周。

● 运动中心率　170～180次减去年龄为宜。

● 运动后状态　食欲好，睡眠改善，精神振作，只有轻微疲劳感，无气喘胸闷。

调整心态

调整生活节奏：保持平和的心境。避免焦虑、紧张、过度兴奋，调整情绪，松弛身心。

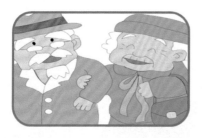
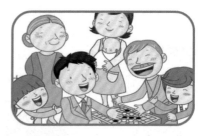

术后复查

医生会根据您支架置入的情况，为您安排复查。

如需做磁共振检查，请告知医生您已置入支架，医生会酌情处理。

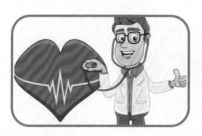
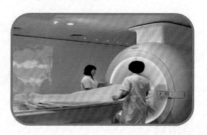

工作和生活

介入治疗可以改善心脏的血液供应，提高身体的功能，从而提高工作和生活能力。

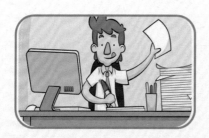
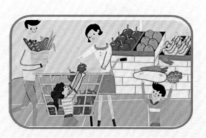

PCI → 三原则

抗血小板及抗凝血治疗 → 至少1年

慢性病治疗 → 终身服药

健康生活方式 → 始终坚持

→ 定期随访复查 → 重塑健康之路

（刘志英　勇琴歌）

五、心房颤动

1. 认识心房颤动

什么是心房颤动？

心房颤动简称房颤，是心脏跳动节律紊乱，心律失常的一种。房颤时心房频率达 300 ～ 600 次 / 分，心室频率往往快而不规则，可达 100 ～ 160 次 / 分，而且节律绝对不整齐。心房失去有效的收缩功能，不能将血液有效地推送入心室。

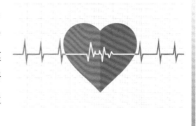

2. 房颤的危险信号

当您有以下这些信号时，千万不要大意，这些信号预示房颤可能已经发生。

- 胸口怦怦跳，仿佛鼓声敲击或鱼儿扑通跳水
- 脉搏强弱不等，有时感觉漏跳一拍
- 用力时感觉气短
- 易疲劳，运动量降低
- 发生晕厥或头晕症状
- 出现胸闷

诱发房颤的因素

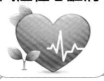

房颤大多发生于心脏有显著病变的人，常见于风湿性心脏病、冠心病、高血压性心脏病、甲状腺功能亢进性心脏病及慢性缩窄性心包炎。

除心脏病外，以下因素可增加房颤的风险。如男性、年龄＞ 60 岁、有房颤家族史、肥胖、肺部疾病，用某些药物，如沙丁胺醇等。

房颤的确认

心脏听诊"三不等"

心音强弱不等。
心律绝对不等。
心率和脉率不等。

心电图

能记录心脏的电活动和显示异常的心跳节律，心率和脉率不等。有时需携带 24 小时心电记录仪（Holter）。

心脏超声（额外测试）

如果证实房颤存在，医生可能会要求做额外测试来了解心脏的更多情况，如通过超声——了解有无心脏肌肉和瓣膜的病变。

经食管心脏超声（额外测试）

了解心房内有无血栓。

甲状腺功能检查（额外测试）

了解有无甲状腺功能亢进或减低。

房颤的分型

● 阵发性房颤　房颤的持续时间在 1～2 周。

● 持续性房颤　房颤的持续时间在 2 周以上至 1 年以内。

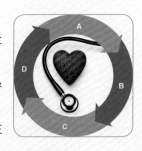

● 永久性房颤　房颤的持续时间在 1 年以上。若导致房颤的病因（如病态窦房结综合征、严重二尖瓣狭窄、显著的左心房扩大等）得不到纠正就不能转复为窦性心律的心房颤动。

● 特发性或孤立性房颤　是指未合并心脏病变的心房颤动。

3. 房颤的危害

影响生活质量

心悸、胸闷、头晕等症状。

增加血栓栓塞事件的风险

可表现为偏瘫、剧烈腹痛、肢体发黑等。

导致心脏结构发生变化

长期房颤可引起心脏扩大、导致或加重心力衰竭。

4.房颤的治疗

房颤的药物治疗策略包括心脏复律（恢复并维持正常的窦性心律）、控制心室搏动频率和预防血栓栓塞三方面。

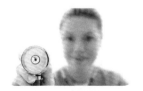
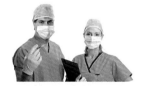
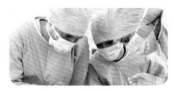

心脏复律　　　　控制心室　　　　预防血栓栓塞
　　　　　　　　跳动频率

心脏复律

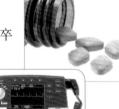

● 通过电刺激或药物恢复心脏的正常窦性节律。

● 如果房颤超过 48 小时，心脏复律有可能增加脑卒中的风险，这时，可能需要在复律前几周及治疗后的几周内服用抗凝药物。

● 复律后还需要继续服用抗心律失常药物进行治疗，维持正常的窦性心律。

控制心室搏动频率

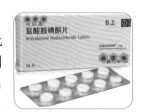

有些患者无法恢复窦性心律或恢复后窦性心律无法维持，可选择控制心室率来改善症状。心室率控制的目标：休息状态下，心室率控制在 55 ～ 75 次 / 分；日常活动下，心室率＜ 90 ～ 110 次 / 分。

预防血栓栓塞

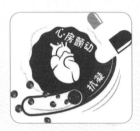

因为房颤的主要风险在于栓塞事件的发生，所以抗血栓治疗是重中之重。目前有个 CHA2DS2-VASc 评分系统可以对房颤患者发生栓塞事件的危险性进行评估。

● 服用华法林抗凝治疗时需定期抽血检测 INR（国际标准比值，反映凝血情况）

项　　目	结　果	单　位	正常参考值
血浆凝血酶原时间测定	14.0	s	12 ～ 16.0
血浆凝血酶原活动度测定	86	%	60 ～ 120
国际标准化比值	1.10		0.95 ～ 1.50
血浆纤维蛋白测定	4.15	g/L	2.0 ～ 4.0
血浆 D- 二聚体测定	1.30	μg/ml	0.0 ～ 0.50
血浆抗凝血酶Ⅲ测定	90	%	75 ～ 125
凝血酶时间测定	16.5	s	16 ～ 22
血浆活化部分凝血酶原时间测定	34.8	s	30 ～ 45

房颤治疗常用药物

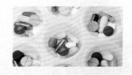

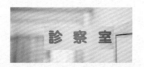

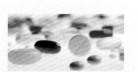

● 口服抗凝药物华法林：预防心房内血栓需要医生评估后，根据情况服用。

● 口服胺碘酮片：复律成功后维持至少 1 个月，若复律不成功则需考虑口服抗凝药物及其他复律方法。

● 口服倍他乐克片，依据心率调整药量。

● 口服富马酸比索洛尔片，依据心率调整药量。

口服抗凝药华法林的注意事项

● 每天早晨定时服药。

● 服用后半小时内禁服其他药物。

● 不随意改变药物剂量。

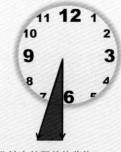

30 分钟内禁服其他药物

● 若患者忘记按时服药，除非临近下一次服药时间，否则建议患者立即补服。

华法林与食物、药物的相互作用

增强疗效的食物

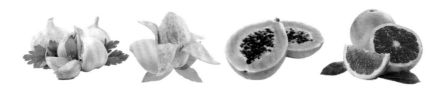

削弱疗效的食物

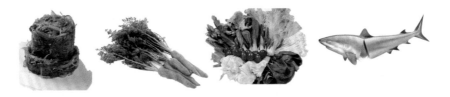

促进疗效的药物　　　　　　　　　抑制疗效的药物

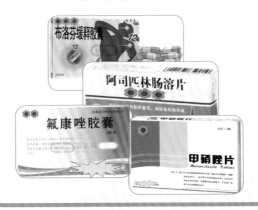
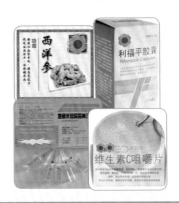

5. 治疗房颤的新型口服抗凝药

口服胺碘酮注意事项

● 静脉用药时

避免肢体长时间保持一个姿势，尤其不要压迫输液侧肢体，保证局部血流通畅。

病情允许者可适当抬高或活动患肢。

穿刺部位有疼痛或异样的感觉时及时告诉护士。

● 口服用药时

学会自测脉搏。

有异常时及时告诉护士。

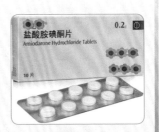

达比加群酯：直接凝血酶抑制剂

● 起效强、有可逆性，85% 经由肾脏排泄，起效迅速。

  ● 可预测稳定的抗凝效果。

  ● 较少发生药物相互作用，无药物食物相互作用。

  ● 无须进行常规凝血监测。

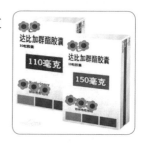

利伐沙班：全球第一个直接 Xa 因子抑制剂。

● 药物之间相互作用小。

● 双通道代谢。

  1/3 肾脏排泄。

  2/3 经细胞色素 P450 途径代谢。

● 固定剂量口服，每日一次，无须监测。

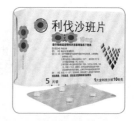

小贴士

    房颤不仅会降低心脏射血功能，还会引起血栓并发症，需长期口服抗凝药及抗心律失常药物治疗，药物不良反应明显。因此，对于有手术适应证者，建议行射频消融治疗。

---

6. 射频消融术

原　理

    经血管把射频导管送到心脏内病灶的所在部位，通过导管头端的电极传送电能转化为热能，用高温把这些病灶清除。

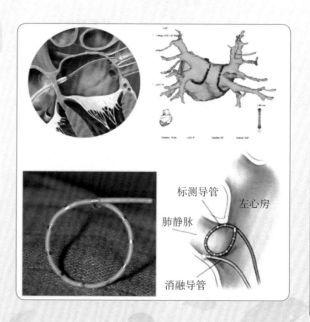

标测导管

左心房

肺静脉

消融导管

射频消融术的优势

现阶段，药物治疗是绝大多数房颤患者采用的治疗方法，但这种治疗方法整体效果较差。

如果采用药物转复房颤并通过药物维持正常的窦性心律，2 年后还能维持正常窦性心律的患者仅占 40% 左右，且抗心律失常药物的不良反应较大。

比较

和药物治疗相比，射频的优势在于如果手术成功可以将房颤彻底根除，（累计成功率为 80% ～ 85%）而且不需要再服用抗心律失常药物。

如果采用药物来控制心室率，虽然可以将多数患者的心室率控制在一个较理想的范围内，但房颤并未消除，也就是说房颤引起血栓栓塞的并发症危险仍在。

出院指导

● 服用华法林的注意事项

最好是在每天的固定时间用药，按时服药，不要漏服。

服用华法林时不应该做的事：

①当您某天忘记用药时，不要在第 2 天追加剂量。

②如加服其他药物，应告知医生您在服用华法林。

③避免饮酒。

● 饮食和维生素 K 摄入

因为我们平常食用的许多食物中都含有维生素 K，而维生素 K 是促进血液凝固的。富含维生素 K 的食物有很多，如绿叶蔬菜、豆类。如果每天摄入的维生素 K 变化较大就会影响华法林的疗效。保持每天饮食的稳定就保证了每天摄入维生素的恒定，因此应保持每日饮食的平衡。

● 康复活动

根据您的年龄和自身身体状况安排日常活动。

适当参加体育锻炼，活动量以不引起疲乏、呼吸困难、胸闷不适为宜，保持健康规律的生活方式，防止受凉感冒。

您和您的家人都要学会数脉搏，测量血压，如发现脉律不齐，血压偏高或偏低，胸闷，憋气，有可能是房颤发作，请及时到医院就诊。

保持排便通畅，多食含粗纤维的食物；必要时使用缓泻剂。

（刘志英　孙瑷琨）

第二篇
老年呼吸系统疾病

一、慢性阻塞性肺疾病（COPD）

1. 什么是 COPD？

慢性阻塞性肺疾病（chronic obstructive pulmonary diseases，COPD）是一种以持续气流受限为特征的可以预防和治疗的疾病，其气流受限不完全可逆，多呈进行性发展。

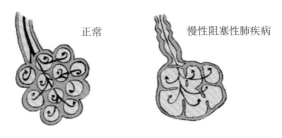

正常　　　　　　　　慢性阻塞性肺疾病

死因顺位：全球第3。
经济负担：全球第5。
发病情况：随年龄增长而增加。
男＞女，北＞南，冬季＞夏季。

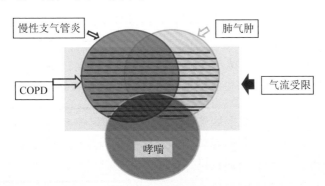

慢性支气管炎、肺气肿患者，肺功能检查出现不完全可逆的气流受限时为COPD。

以气道阻塞、气流受限为共同特点（COPD为不完全可逆、支气管哮喘为可逆）。

2. COPD 的诱因

 病毒和细菌感染

职业粉尘化学物质

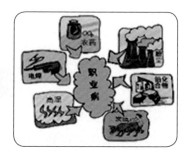

 过敏与机体内在因素

吸烟与被动吸烟

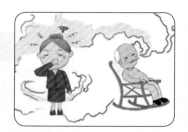

 环境污染、刺激性气体

3. COPD 的临床表现

● 慢性咳嗽
晨起时明显，夜有间阵咳。

● 咳痰
白色黏液或浆液性泡沫痰，晨起较多。

● 气短或呼吸困难（COPD 标志性症状）
早期在体力活动时出现，呈进行性加重；甚至在日常活动或休息时也感到气短。

● 喘息和胸闷
重度患者或急性加重时出现喘息、胸闷等症状。

4. COPD 的治疗方法

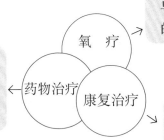

氧疗是纠正 COPD 导致缺氧最直接最有效的方法。

药物为最基本的治疗，也是内科治疗最主要方法。

改善患者的心肺功能，提高生活质量。

药物治疗：包括化痰、止咳、平喘及消炎等。

● 化痰止咳药物

盐酸氨溴索、乙酰半胱氨酸、复方甲氧那明胶囊、氯化铵甘草口服液等。

给药途径：雾化、口服。

注意事项：溶解泡腾片水温≤40℃，宜饭后服用。

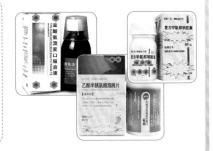

● 支气管扩张药

遵医嘱使用沙丁胺醇、噻托溴铵粉吸入剂（思力华）、沙美特罗替卡松粉吸入剂（舒利迭）、糖皮质激素等。

给药途径：雾化、吸入。

不良反应：心悸、口干等。

注意事项：高血压、冠心病、糖尿病、甲状腺功能亢进、对牛奶、乳糖过敏者需严格按照医嘱执行；含激素的吸入剂使用后需漱口。

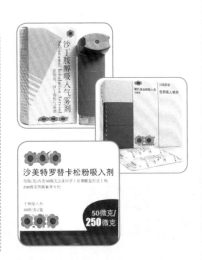

● 经鼻持续低流量吸氧

氧流量调整在每分钟 1 ～ 2L。每次氧疗时间保持在 15 小时以上。

避免吸入氧浓度过高引起二氧化碳潴留。

注意用氧安全，防火、防油。

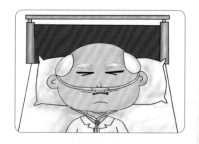

● 抗炎药

遵医嘱使用阿莫西林、头孢妥仑匹酯、阿奇霉素、左氧氟沙星等。

给药途径：口服、静脉滴注。

注意事项：如出现皮疹、呼吸急促、恶心呕吐等不良反应需立即到医院就诊。

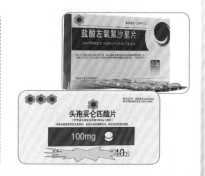

常用吸入剂的使用方法

● 噻托溴铵粉吸入剂——思力华

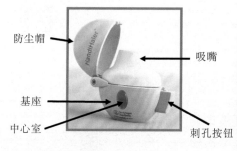

防尘帽
吸嘴
基座
中心室
刺孔按钮

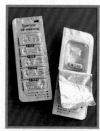

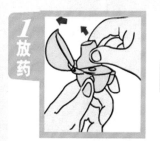

打开防尘帽和吸嘴

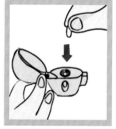

从包装中取出一粒胶囊放于中央室

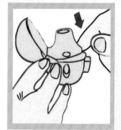

合上吸嘴直至听到一声咔嗒声

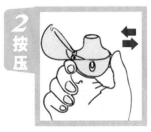

将绿色刺孔按钮完全
按下然后松开

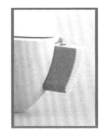

绿色刺孔按钮

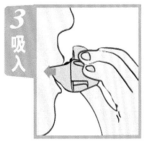

尽量深呼气。注意：不要对着吸嘴呼气

用嘴唇紧紧含住吸嘴，缓慢地，平稳地深吸气。其速率应足以听到胶囊振动

将药物吸入剂从口中拿出，尽可能屏气（可以重复吸入一次）

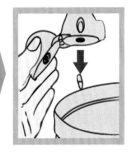

打开吸嘴，倒出用过胶囊，关闭吸嘴和防尘帽保存

使用吸入剂 10 分钟后，用清水反复漱口 3 ～ 5 次

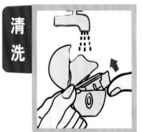

每月清洁一次，用温水淋洗、晒干，可反复使用

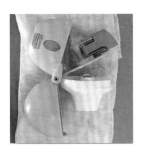

● 沙美特罗替卡松粉吸入剂——舒利迭

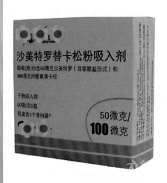

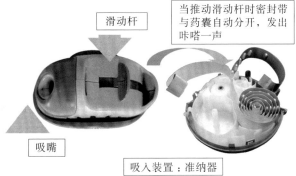

滑动杆

当推动滑动杆时密封带与药囊自动分开，发出咔嗒一声

吸嘴

吸入装置：准纳器

使用吸入剂 10 分钟后，用清水反复漱口 3 ～ 5 次

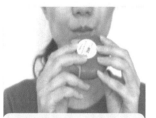

含住吸嘴，深且平稳地从
口腔吸入药物

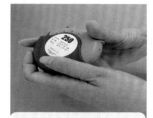

关闭准纳器

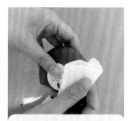

用干布擦拭含嘴
进行清洁

康复治疗：主要包括气道廓清、呼吸功能锻炼、肌肉锻炼、营养支持等。

● 基本要求

运动强度：心率为（220 − 年龄）×70%（次 / 分）。

运动要求：每次 10 ～ 15 分钟，每天 2 ～ 3 次，4 ～ 6 周为 1 个疗程。

注意事项：锻炼时会增加能量消耗，微微出汗，应穿着宽松。当锻炼时出现疲劳不适，或者 COPD 急性加重，请终止锻炼或病情稳定后继续锻炼。

● 呼吸功能锻炼

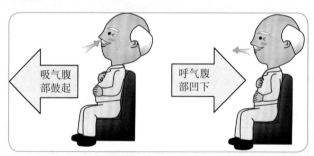

吸气腹部鼓起

呼气腹部凹下

缩唇呼吸：以鼻吸气，缩唇呼气，在呼气时，口唇缩成吹口哨状，使气体通过缩窄的口型缓慢呼出，吸气与呼气时间比为 1：2 或 1：3。要尽量做到深吸慢呼。

腹式呼吸：可取坐、立、平卧及半卧位，腹肌放松，一手置于胸前，一手置于腹部，用鼻吸气时鼓肚子；腹部手有抬起感觉，胸部手原位不动，呼气时腹肌收缩，腹部凹陷。

● 肌肉锻炼

膈肌锻炼：在腹部脐处放置重物（如沙袋），重量根据患者力量调整由小到大，2.5 ～ 5kg，吸气鼓腹，将沙袋顶至最高，尽可能保持该姿势，随后放松呼气。

腹肌锻炼：如空中踩车。平卧位屈膝抬高下肢，上半身保持不动，左右小腿在空中交替做空踩自行车的动作。

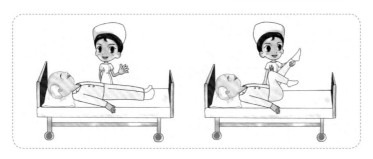

四肢肌力锻炼：上肢肌肉锻炼如举重物，阻力对抗等，下肢肌肉锻炼如慢跑、爬楼梯、骑功率自行车等。

全身锻炼：如太极拳、呼吸操等。

5. COPD 的预防

预防措施

戒烟

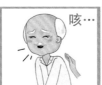

有效咳嗽排痰

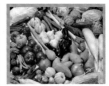

健康饮食

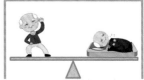

劳逸结合

缓解压力

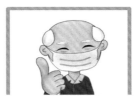

避免接触有害气体

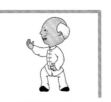

预防感冒

居家指导

- 戒烟，避免接触有害气体或颗粒。
- 掌握有效咳嗽咳痰的方法。
- 保持一定量的体力活动。一次有效的康复计划至少应该持续 6 周以上，持续的时间越长效果越明显。即使康复计划结束了获益也不会停止。
- 遵医嘱正确使用吸入剂减少急性发作和相关的住院次数，改善其症状和健康状况。
- 根据天气变化及时加减衣服，预防感冒。
- 如有病情变化及时就诊。

（杨　晶　武淑萍　顾月琴）

二、肺　　癌

1. 什么是肺癌?

　　肺癌指发生于肺部的恶性肿瘤,包括原发性肺癌和转移性肺癌。简单地说,原发性肺癌,是肺内的癌。转移性肺癌,是指从其他部位转移到肺部的癌。我们通常所说肺癌,是指原发性肺癌。

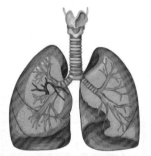

　　近50多年来,肺癌的发病率和病死率均迅速上升,多发生于45岁以上,以60～69岁年龄组最高,男与女之比约为4∶1。患癌肿时,其组织分化程度高,增殖速度慢,手术切除生存率较高。在肺癌的病理分型中,老年男性易患鳞癌,老年女性易患腺癌。

2. 肺癌易患人群

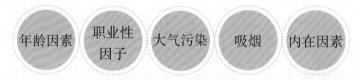

● 年龄因素　55岁以后,肺癌发病率明显上升。

● 吸烟　吸烟指数 ≥ 400(吸烟指数 = 吸烟年数 × 每天吸烟支数),吸入二手烟同样会增加肺癌的发病风险。

● 职业性因子　包括长期接触无机砷、石棉、铬、镍、煤焦油、二氯甲醚和氯甲基甲醚等;长期从事烹饪工作也可能增加发病风险。

● 大气污染　大气中苯并芘浓度高的地区,肺癌的发病率也增高。大气污染对肺癌的发病率可能与其他因素互相促进,起协同作用。

● 内在因素　有慢性阻塞性肺病、肺纤维化病史或恶性肿瘤病史、肺癌家族史。

3. 肺癌的临床表现

干咳
肺癌常见的首发症状，多为较长时期经治不愈的阵发性刺激性咳嗽，不易用药物控制。

血痰
间断性或持续性痰中带血，色泽鲜红，偶见大咯血。

胸痛
常表现为间歇性隐痛或闷痛。癌侵及胸膜时疼痛加剧，此时已属晚期。

发热
早期即可出现持续不退的低热。后期为"癌性热"，抗炎治疗无效。

气急
癌肿阻塞或压迫较大支气管，可出现胸闷、气急甚至窒息。

肺外症状
肺癌可引起一系列肺外症状如杵状指、肢端肥大、多发性神经炎、关节痛、神经精神改变、库欣综合征、男性乳腺发育等。

4. 肺癌的治疗

手术治疗
非小细胞肺癌最重要的治疗方法。

放射治疗
控制局部病变的有效手段。

化学治疗
肺癌的全身治疗方法。

介入疗法
一种局部的物理治疗方法。

生物治疗
一种新型治疗方式。

基因治疗
治疗非小细胞肺癌的有效手段。

中药治疗
一种辅助的治疗方式。

5. 肺癌的预防

肺癌三级预防

- 三级　康复预防。
- 二级　早期筛查、早期诊断、早期治疗。
- 一级　病因干预。

不吸烟，并注意避免被动吸烟。

注意电离辐射。体内和体外的放射线照射都可引起肺癌，应做好特殊工种工人的职业防护。

注意个人卫生，加强体育锻炼。保持心情舒畅或平静，生活起居有规律。避免忧虑或过劳。

避免和尽量少吸油烟等异常气体。注意厨房中的油烟污染。做好空气净化等环境保护工作。

早期发现、早期诊断与早期治疗。对高危人群要定期进行体检。

建议高危人群定时体检，可行肺部 X 线片初筛，有条件者行 CT 检查。

有效咳嗽方法

步骤1	步骤2	步骤3	步骤4
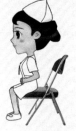	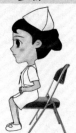	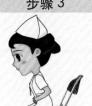	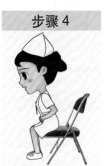
双手交叉，置于腹部	经鼻吸气，同时鼓腹	屏住呼吸，双手置于腹部	按压腹部，连续咳嗽

肺癌的康复

● 保持良好的心境，乐观的情绪，做好自我心理调节，树立乐观向上，坚决与疾病做斗争的精神。

● 保持室内空气新鲜，每日定时通风。尽可能保持日常生活的规律性，定时起床、进食及活动。避免去人员密集的公共场所。

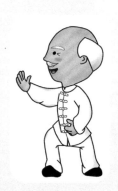

● 注意劳逸结合，逐渐增加活动量。适当做力所能及的家务劳动，适当参加室外活动，包括散步、养花、钓鱼、打拳等锻炼，循序渐进。

● 进行呼吸功能锻炼，有利于恢复肺功能及肺活量，如腹式呼吸、有效咳嗽及咳痰。

● 多进食营养丰富的食物，多进食新鲜蔬菜、水果，以清淡、容易消化、富含维生素及蛋白质的为宜。戒烟酒，避免刺激性食物，保持大便通畅。

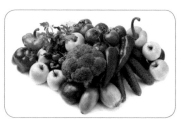

● 若出现胸闷、气短、咳嗽、痰中带血、胸痛等症状持续不缓解，应及时就诊。

● 定时复查，术后两年内每 3 个月复查一次，之后每半年复查一次，5 年后可延长至每年复查一次。

6. 居家指导

● 保养　重视呼吸道保养，定时通风，注意天气冷暖变化，尽量避免感冒。

● 戒烟　不要在空气污浊的场所停留，避免吸入二手烟。

● 服药　将药物放在干燥阴凉处，定时按量服药。

● 运动　有肺功能减退的患者，要逐步增加运动量，如步行、打太极、慢跑等，以活动后不感疲劳及不出现头晕、心悸为宜。

● 心态　对疾病有正确的认识，面对疾病要竖立信心，保持乐观开朗的情绪，更好地配合治疗，保持最佳的疗效。

● 饮食　多进食高蛋白、高热量、维生素丰富、易消化的食物。忌辛辣刺激性食物。

● 就医　坚持定期复查，长期随访，如有不适，及时就诊。

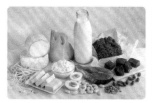
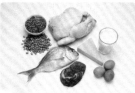
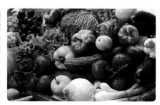

（杨　晶　来纯云　毕艺琼）

三、呼吸衰竭

1. 什么是呼吸衰竭?

　　呼吸衰竭　指各种原因引起的肺通气和（或）换气功能严重障碍，以致在静息状态下亦不能维持足够的气体交换，导致低氧血症伴（或不伴）高碳酸血症，进而引起一系列病理生理改变和相应临床表现的综合征。

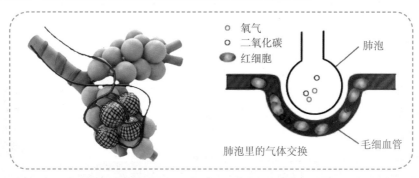

　　氧气
　　二氧化碳
　　红细胞
　　肺泡
　　毛细血管
肺泡里的气体交换

2. 呼吸衰竭的病因

胸廓与胸膜病变　　肺组织病变　　气道阻塞性病变　　肺血管病变　　神经肌肉病变

　　● 胸廓与胸膜病变　脊柱疾病、胸腔积液、胸膜肥厚、胸骨骨折、气胸等。

　　● 肺组织病变　肺炎、尘肺、严重肺结核、肺气肿、肺水肿、弥漫性肺纤维化等。

　　● 气道阻塞性病变　慢性阻塞性肺疾病、重症哮喘、气道异物、气道肿瘤、气道炎症等。

　　● 肺血管病变　肺血管炎、复发性血栓栓塞等。

　　● 神经肌肉病变　脑、神经通路或呼吸肌的疾病导致无力呼吸。

3. 呼吸衰竭的分类

按病程
- 急性呼吸衰竭
- 慢性呼吸衰竭

按病理生理
- 泵衰竭
- 肺衰竭

按动脉血气分析
- Ⅰ型呼吸衰竭　主要是肺换气障碍疾病。

血气分析特点是氧分压（PaO_2）＜ 60mmHg，二氧化碳分压（$PaCO_2$）降低或正常。
- Ⅱ型呼吸衰竭　肺泡通气不足所致。

血气分析特点是氧分压（PaO_2）＜ 60mmHg，同时伴有二氧化碳分压（$PaCO_2$）＜ 50mmHg。

4. 呼吸衰竭的表现

发绀是缺氧的典型表现，发绀以口唇、指（趾）甲、舌明显。

早期可出现注意力分散、智力或定向力减退，严重时出现烦躁、神志恍惚，昼睡夜醒，嗜睡及昏迷等。

呼吸困难是最早、最突出的症状，严重时呼吸浅快、点头或提肩呼吸。

呼吸困难　发绀　精神症状

循环系统症状　其他症状

心动过速，严重低氧血症、酸中毒可引起心肌损害。

严重时可出现上消化道出血、黄疸、蛋白尿、氮质血症等肝肾功能损害症状，少数出现休克及 DIC 等。

5. 呼吸衰竭的治疗

保持呼吸道通畅

清除口咽鼻部分泌物或胃内反流物。
应用化痰药物，有效咳嗽咳痰，必要时吸痰。
缓解支气管痉挛，应用支气管解痉剂、糖皮质激素。

氧疗

常用给氧法为鼻导管、鼻塞、面罩给氧。
缺氧不伴二氧化碳潴留，给予高浓度吸氧（＞35%）。
缺氧伴二氧化碳潴留，给予持续低流量（1～2L/min）吸氧。

机械通气

常用方法为经鼻气管插管、经口气管插管、经气管切开处插管。

纠正电解质紊乱

病情危重者建立人工气道，便于吸痰和机械辅助通气。
低钾、低氯时补充氯化钾。
低钠较为常见，应及时纠正。

抗感染治疗

通过痰培养及药敏试验选择合适的抗生素。
通常使用广谱高效的抗菌药物，如第三代头孢菌素、氟喹诺酮类、碳青霉烯类等。

6. 呼吸衰竭的预防

　　了解健康状况及疾病知识　与医护人员共同制订长期防治计划，延缓病情进展；坚持家庭氧疗，避免危险因素。

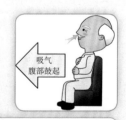

吸气
腹部鼓起

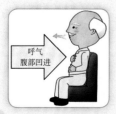

呼气
腹部凹进

　　呼吸功能锻炼　按医护人员的指导进行呼吸功能锻炼和耐寒锻炼，如缩唇呼吸、腹式呼吸及冷水洗脸等；学会有效咳嗽、咳痰、体位引流及叩背排痰的方法。

生活指导 吸烟者须戒烟，避免吸入刺激性气体；改进膳食，增进营养，提高机体抵抗力；制订合理的活动与休息计划，劳逸结合，以维护心、肺功能状态。

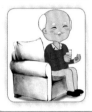

用药指导 遵医嘱正确用药，了解药物的用法、用量和注意事项及不良反应等。

呼吸衰竭的居家指导

- 坚持家庭氧疗，遵医嘱用药，预防和及时处理呼吸道感染。
- 戒烟、酒及其他刺激性食物。
- 定时专科门诊复查。
- 如出现发热、气促、剧烈咳嗽、痰液增多变黄、排痰困难等病情变化，应及时就医。

（杨　晶　高艳红　罗　政）

四、急性支气管炎

1. 什么是急性支气管炎

　　急性支气管炎是病毒或细菌等病原体感染所致的支气管黏膜炎症。本病多同时累及气管、支气管，又称急性气管支气管炎。

　　四季发病，冬春较多。多继发于上呼吸道感染之后，或是某些急性传染病的一种临床表现。

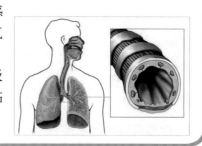

2. 急性支气管炎的诱发因素

　　病毒或细菌感染　常见的病毒有腺病毒、流感病毒等。细菌以肺炎球菌、流感嗜血杆菌、链球菌常见。支原体和衣原体感染引起的急性气管 - 支气管炎。

　　过冷空气、粉尘、刺激性气体或烟雾可刺激气管 - 支气管黏膜导致该病的发生。

　　吸入花粉、有机粉尘、真菌孢子等，寄生虫（如钩虫、蛔虫的幼虫）移行至肺，或对细菌蛋白质过敏等，均可引起本病。

　　如机体抵抗力下降、受凉、过度劳累、上呼吸道感染导致。

感染因素

理化因素

危险因素

过敏反应

其他因素

3. 急性支气管炎的表现

> 起病较急，常伴鼻塞、流涕、咽痛、声音嘶哑等症状。

> 咳嗽、咳痰，开始为频繁干咳或少量痰液，2～3天后转为黏液浓痰，偶有痰中带血。

> 听诊有干湿啰音。

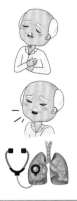

4. 急性支气管炎的治疗

药物治疗：主要包括化痰、止咳、平喘及消炎等。

● 化痰止咳药物

盐酸氨溴索、乙酰半胱氨酸泡腾片、复方甲氧那明胶囊、氯化铵甘草口服液等。

给药途径：雾化、口服。

注意事项：泡腾片溶解水温≤40℃，宜饭后服用。

化痰止咳　消炎　平喘

● 平喘药

常用氨茶碱、特布他林 (喘康速) 等口服，或沙丁胺醇 (舒喘灵)、异丙托溴铵等吸入剂。

给药途径：雾化、吸入、口服。

不良反应：心悸、恶心、烦躁不安、皮疹等。

注意事项：急性心肌梗死者禁用，高血压、冠心病、肝功能不全、甲状腺功能亢进者需严格按照医嘱执行；使用后需漱口。

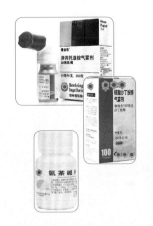

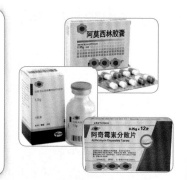

● 抗炎药

根据病原菌药物敏感试验选用抗生素，如阿莫西林、头孢菌素、阿奇霉素、左氧氟沙星等。

给药途径：口服、静脉滴注。

注意事项：如出现皮疹、呼吸急促、恶心呕吐等不良反应需立即到医院就诊。

护理措施

病情观察	饮食
密切观察咳嗽、咳痰情况，详细记录痰液的颜色、量和性状。帮助患者有效排痰。	避免辛辣、油腻、刺激食物，每天饮水 1500ml 以上。
环境休息	降温
通风 3 次 / 日。室温 22～26℃。湿度 50%～60%。	38.5℃以上遵医嘱予口服洛索洛芬钠、新癀片降温等。必要时遵医嘱给予冰敷、温水擦浴等。

有效排痰的方法

有效咳嗽

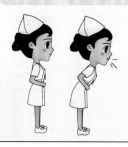

胸部叩击

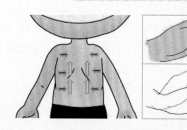

双手交叉置于腹部
深吸气 + 鼓肚子
咳嗽动作 + 双手往后压腹部 + 身体尽量前倾

手似杯状，发出空而深的拍击声
由下往上，由外向内
每一肺叶叩击 1～3 分钟，120～180 次 / 分

5.急性支气管炎的预防

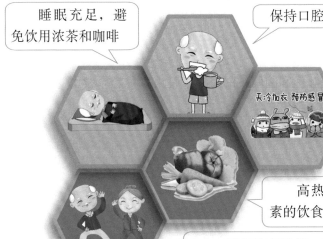

睡眠充足，避免饮用浓茶和咖啡

保持口腔清洁

注意保暖，预防感冒

高热量、高蛋白、高维生素的饮食。多吃瓜果、蔬菜等

加强体育锻炼，劳逸结合，保持良好心态

居家指导

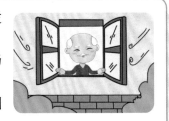

- 保持室内空气新鲜，每日通风，保持适宜的温湿度。
- 在呼吸道疾病流行期间，不要到公共场合，以免交叉感染。
- 适当进行体能锻炼增强呼吸道耐寒训练，提高机体抵抗力。
- 按时预防接种，增强机体的免疫能力。
- 保持营养均衡，进食富含优质蛋白质、维生素的食物。

（杨　晶　武淑萍　顾月琴）

五、老年肺炎

1. 什么是老年肺炎？

- 肺炎指终末气道、肺泡和肺间质的炎症，是由各种病原微生物引起的感染性疾病。
- 肺炎是老年人常见疾病，其发病率、死亡率随着年龄增长呈上升趋势。
- 老年肺炎在临床表现、治疗处理、严重程度和病情预后等方面有一定独特性。

2. 老年肺炎的易感因素

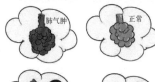

生理改变 老年人呼吸系统的器官老化、生理功能减退，肺功能、气道廓清功能下降。

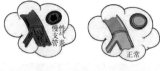

吸入感染 老年人吞咽反射减退、胃食管反流增加，口咽部寄植菌及胃内容物易吸入气道。

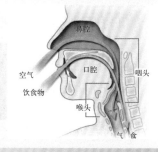

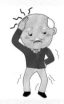

免疫功能减退 老年人抵抗力弱，病原微生物易生长繁殖，多数病变发展迅速，导致难治性严重肺炎。

基础疾病多 老年人常患有心、脑、肾等多系统基础疾病，营养差，抗病及防病能力下降。

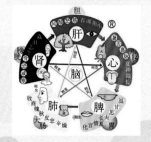

3. 老年肺炎的表现

首发症状不典型
缺乏咳嗽、发热、胸痛等呼吸系统症状。

早期体征不典型
缺乏肺实变体征，胸部 X 线在感染早期可显示正常，需做 CT 检查

全身症状多见
精神萎靡、乏力、食欲缺乏、恶心、呕吐、尿失禁、心律失常等。

并发症多，病情重，死亡率高
感染性休克、呼吸衰竭、心力衰竭以及多脏器功能衰竭。

4. 老年肺炎的治疗

老年肺炎的药物治疗

● 化痰止咳药物
盐酸氨溴索、乙酰半胱氨酸泡腾片、复方甲氧那明胶囊、氯化铵甘草口服液等。
给药途径：雾化、口服、静脉。
注意事项：泡腾片溶解水温≤40℃，宜饭后服用。

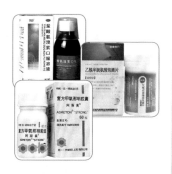

● 平喘药
茶碱类、沙丁胺醇、异丙托溴铵、皮质激素等。
给药途径：雾化、口服、静脉。
不良反应：心悸、恶心、烦躁不安、皮疹等。
注意事项：高血压、冠心病、肝肾功能不全者需严格按照医嘱执行；激素雾化后需漱口。

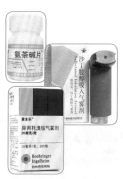

● 抗炎药

根据病原菌药物敏感试验选用抗生素，如阿莫西林、头孢菌素、阿奇霉素、左氧氟沙星等。

给药途径：口服、静脉。

注意事项：警惕过敏反应，如出现皮疹、呼吸急促、恶心呕吐等不良反应需立即到医院就诊。

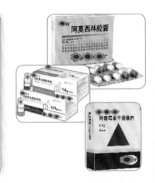

● 解热镇痛药

体温大于 38.5℃，给予物理降温，必要时给予药物降温，如洛索洛芬钠片、新癀片、赖氨匹林等。

物理降温：温水擦浴、冰袋、电冰毯等。

给药途径：口服、静脉或纳肛。

注意事项：保持出入量平衡，出汗后及时更衣。

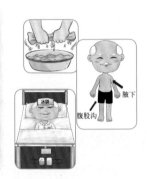

老年肺炎患者的照护措施

病情观察
晨起时明显，睡眠有阵咳或排痰。

呼吸道通畅
指导正确咳嗽、有效排痰，按时翻身、叩背，促进气道分泌物排除，必要时给予经口鼻吸痰。

营养饮食
提供高热量、高维生素、高蛋白、易消化的流质或半流质饮食，鼓励多饮水，入量保持每天 2500ml 以上。

环境休息
保持室内空气新鲜、温湿度适宜，维持室温 22～26℃、湿度 50%～60%，充分休息，必要时吸氧。

5. 老年人肺炎的预防

加强自我保护

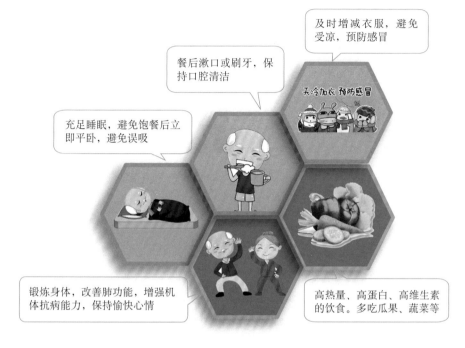

及时增减衣服，避免受凉，预防感冒

餐后漱口或刷牙，保持口腔清洁

充足睡眠，避免饱餐后立即平卧，避免误吸

锻炼身体，改善肺功能，增强机体抗病能力，保持愉快心情

高热量、高蛋白、高维生素的饮食。多吃瓜果、蔬菜等

避免诱发因素

● 戒烟或避免二手烟。戒烟有助于呼吸道黏膜的分泌、降低感染的危险。

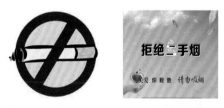

● 保持室内空气新鲜，温湿度适宜，少去人多的公共场所，避免交叉感染，温差相差较大时出门应注意保暖，戴口罩，防止受凉。

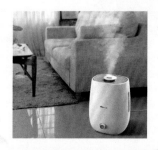
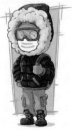

● 注意多刷牙。刷牙可使口腔内细菌减少70%左右。同时,牙刷刺激牙龈、牙槽,可使吞咽反射和咳嗽反射功能增强。

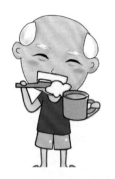
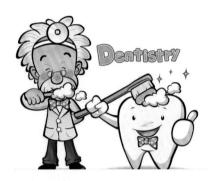

● 保持营养和膳食平衡,进餐时集中注意力,能坐起来不要躺着,餐后不要立即躺下,避免呛咳与误吸。

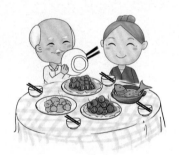

● 生活有规律,保持愉快心情。合理安排好作息,劳逸结合,避免劳累过度,适当锻炼,改善肺功能,增强机体抗病能力。

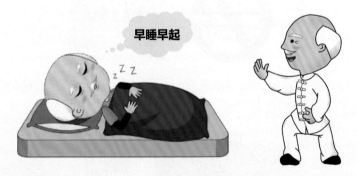

呼吸功能锻炼

呼吸锻炼可以改善心肺功能,要循序渐进,持之以恒。锻炼时会增加能量消耗,微微出汗,应穿着宽松。

呼吸功能锻炼的方法

- 缩唇呼吸　经鼻吸气后缩唇经口呼气。
- 腹式呼吸　经鼻吸气时鼓肚子，经口呼气时缩肚子。
- 运动强度　心率为（220 － 年龄）×70%（次 / 分）。
- 运动持续时间　每次 10 ～ 15 分钟。
- 运动频率　每天 2 ～ 3 次。
- 注意事项　当锻炼时出现疲劳不适，或者急性加重期，请终止锻炼或病情稳定后继续锻炼。

（杨　晶　王志燕　李　谦）

一、急性胃肠炎

1. 认识急性胃肠炎

什么是急性胃肠炎?

急性胃肠炎是胃肠黏膜的急性炎症,常见于夏秋季,多由饮食不当、暴饮暴食,或食入生冷腐馊、秽浊不洁的食品引起。

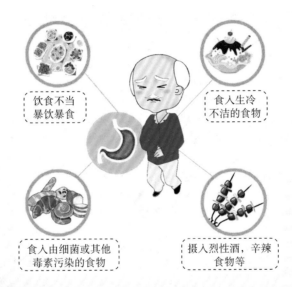

饮食不当
暴饮暴食

食入生冷
不洁的食物

食入由细菌或其他
毒素污染的食物

摄入烈性酒,辛辣
食物等

急性胃肠炎的特点

细菌和毒素感染

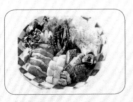

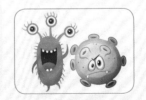

常以沙门菌属和嗜盐菌(副溶血弧菌)感染最常见。

物理化学因素

进食生冷食物或某些药物。

发病情况

常有集体发病或家庭多发的情况。

2. 急性胃肠炎的表现

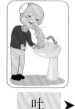

上腹痛正中偏左或脐周压痛，呈阵发性加重或持续性钝痛。

◄ 痛　吐 ►

恶心、呕吐，呕吐物为未消化的食物，直至呕吐出黄色胆汁或胃酸。

腹胀，肠鸣音亢进，随胃部症状好转而停止。

◄ 胀　失 ►

脱水，失水过多引起皮肤弹性差、眼球下陷、口渴、尿少等症状。

3. 急性胃肠炎的治疗

治疗原则

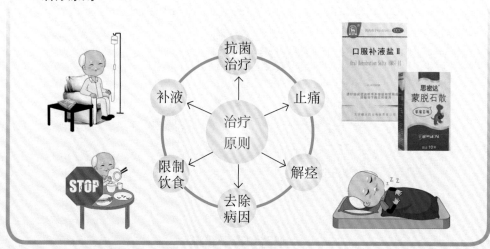

4. 急性胃肠炎的照护

- 多喝淡盐水，防止脱水。
- 注意卧床休息，避免剧烈活动。
- 注意饮食卫生，选择新鲜食材，加强饮食调理。
- 注意保暖，避免身体着凉。

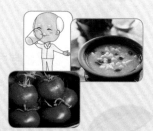

饮食调理

● 胃肠炎初期

在起病后 8 ～ 12 小时可吃流质食物，如大米粥、鸡蛋面糊、细挂面等。如腹泻严重或出汗较多，还应适当多喝一些汤水，以补充体内水、维生素和电解质的不足。

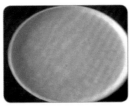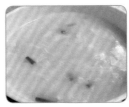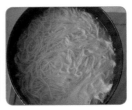

● 胃肠炎好转期

可吃容易消化、营养丰富的流质或半流质食物，如薄馄饨皮、蒸蛋羹等。宜采用少食多餐的方法，每日进食 4 ～ 5 次。需要注意的是，此时不宜喝牛奶和吃大量的蔗糖。

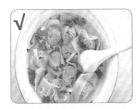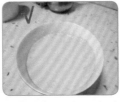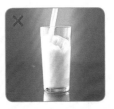

● 胃肠炎恢复期

饮食上宜吃些清淡、软烂、温热的食物，避免过早地进食肥肉，油炸、生冷坚硬的食品以及多纤维食物，如芹菜、黄豆芽、韭菜、蒜苔等。恢复期后 2 ～ 3 天，即可按正常饮食进餐。

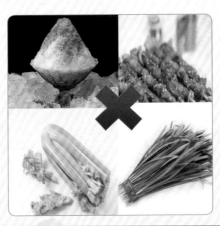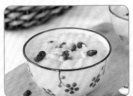

5.急性胃肠炎的预防

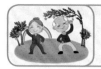

- 加强锻炼，增强体质。
- 保持心情舒畅，维持胃肠功能平衡。

- 注意饮食卫生与调理。

（石海燕　吕　月　朱海兰）

二、急性胆囊炎

1. 认识急性胆囊炎

什么是急性胆囊炎

急性胆囊炎指胆囊管阻塞后因胆汁或胰液等化学刺激和细菌、寄生虫感染引起的胆囊急性炎症。

造成急性胆囊炎的原因

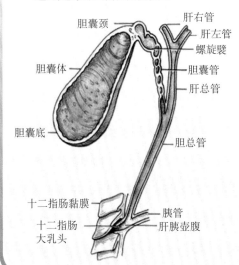

胆囊颈
肝右管
肝左管
螺旋襞
胆囊体
胆囊管
肝总管
胆囊底
胆总管
十二指肠黏膜
胰管
十二指肠
大乳头
肝胰壶腹

胆囊是人体用来储存胆汁的器官，它通过胆囊管及胆总管与肠道相连，胆汁可通过这一管道将胆汁排入肠道内帮助消化食物。

如果因为结石、肿瘤、寄生虫等原因堵塞了这个管道，使胆囊内的胆汁排出不畅造成胆汁淤滞、胆汁浓缩和成分改变，高浓度的胆汁可刺激胆囊内膜，引起急性胆囊炎。

另外，肠道内是有细菌存在的，有些情况下肠道内的细菌可以通过这一管道进入胆囊造成急性胆囊炎。

2. 急性胆囊炎的诱发因素

合并胆囊结石：约 95% 的急性胆囊炎患者

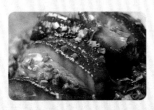

最常见的诱因

其他诱因

- 性激素水平异常
- 精神紧张
- 恐惧
- 焦虑等精神因素

　　进食油腻食物

进食油腻食物能够刺激胆囊收缩，使胆囊内的结石排出。

如果结石堵塞了胆囊管或胆总管，就会诱发急性胆囊炎。

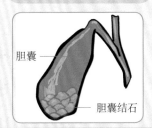

胆囊

胆囊结石

3.急性胆囊炎的表现

腹　痛

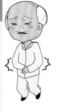

- 疼痛部位一般在右侧肋缘下，常呈持续性绞痛或胀痛，有时疼痛还可牵涉右肩及肩胛骨下方。

- 由于老年人对疼痛的敏感性降低，可能没有剧烈腹痛感，甚至无腹痛的症状。

发　热

- 大多数患者体温会达到38℃以上，有时还会发冷、寒战，如果胆囊发生化脓，体温可达39℃以上。

- 老年人因为身体对炎症反应较为迟钝，可能体温不会太高。

黄　疸

- 皮肤和巩膜发黄，尿液呈深黄色，甚至大便变为灰白色。这是由于胆囊结石堵塞了胆管的缘故。

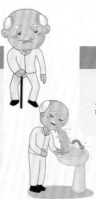

消化道症状

- 恶心、呕吐、食欲减退等。

4.急性胆囊炎的治疗

主要治疗手段

内科治疗

大多数胆囊炎内科治疗是可以痊愈的。

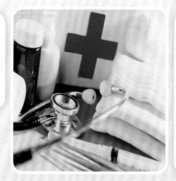

手术治疗

经内科治疗后病情仍恶化、有胆囊穿孔及化脓性胆管炎等并发症、反复多次发作需行手术治疗。

内科治疗

● 抗感染治疗　急性胆囊炎通常存在细菌感染，因此抗感染治疗是必需的。

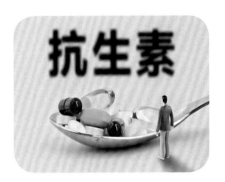

● 对症治疗　缓解疼痛，可使用阿托品、颠茄片等解除痉挛的药物，不要使用镇痛药。

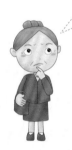

患了急性胆囊炎为什么不能用镇痛药？

吗啡和哌替啶等镇痛药可以使胆囊括约肌（负责胆囊出口开闭的肌肉）收缩，胆汁无法排出，加重病情。

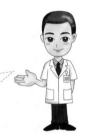

● 禁食及静脉补液　胆囊发炎后不能正常工作，因此要让胆囊得到充分的休息，应禁食，通过静脉补液来补充营养及纠正水、电解质平衡。

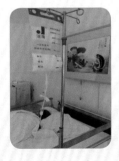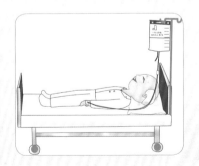

手术治疗

● 经皮经肝胆囊穿刺引流术（PTGD）适用于急性水肿期胆囊胀大，尤其是老年患者。可以迅速减轻胆囊压力，有效缓解症状，改善全身状态。

● 全身状况好转后可行胆囊切除术。

PTGD 术后注意事项

- 周围皮肤覆盖贴膜，保持干燥清洁。
- 引流管保持通畅，避免扭曲、折叠、受压。
- 妥善固定，防止脱出。

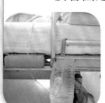

- 引流袋置于穿刺部位下方，防止逆行性感染。
- 定期更换引流袋。
- 观察记录胆汁的颜色、性状、量。

饮食指导

- 急性期　禁食。

为什么不让我吃东西？

摄入食物后，胆囊会收缩，加重胆囊负担，加重胆囊管的梗阻，加重病情。

- 缓解期

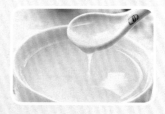

- 可食纯碳水化合物饮食起到逐步恢复胃肠、胆囊功能的作用，如米汤、藕粉、果汁、蔬菜汁、面片等。
- 以不加重疾病症状如恶心、呕吐、腹痛等为宜。

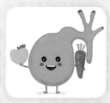

- 炎症逐渐消退，饮食可加入少量脂肪、适量蛋白质。
- 适量蛋白质可以保护肝功能，修补肝、胆被损坏的组织。
- 可食用瘦肉、鱼、蛋清、奶、水果、蔬菜等。

- 恢复期　急性胆囊炎症状消失后，易复发，需注意以下情况。养成良好的饮食习惯，进餐定时定量，少食多餐，避免暴饮暴食。

5.急性胆囊炎的预防

脂　肪	胆固醇	膳食纤维
食物中脂肪过多会引发胆囊收缩及脂肪消化、吸收障碍，出现胆囊疼痛。	长期高胆固醇饮食可使胆汁中的胆固醇浓度增高，胆固醇浓度处于饱和状态时，胆固醇在胆囊壁上沉淀，形成胆囊结石。	食物中的膳食纤维可减少胆固醇的吸收，降低胆固醇浓度；同时，还可刺激肠蠕动，利于排便。

● 低脂、低胆固醇食物种类　各种谷类，低脂奶，去脂禽肉、瘦肉，鱼，虾，蛋白，水果，豆制品和各种绿叶蔬菜，绿叶蔬菜可帮助胆囊定时排出胆汁和调整胆汁中胆固醇的比例。

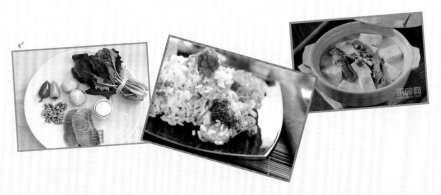

● 高膳食纤维食物种类　玉米、玉米渣、糙米、全麦面包、各种豆类、芹菜、韭菜、豆芽、笋、萝卜、香菇、海带、魔芋、果胶等。

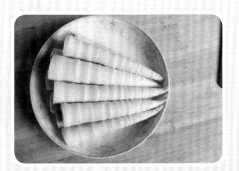
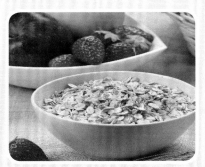

肥肉，油炸食品，含油脂多的干果类食物，蛋黄、动物内脏、鱼子等胆固醇含量高的食品均宜严格控制。

酒类、刺激性食物、浓烈的调味品均可促进胆囊收缩，使胆囊括约肌不能及时松弛，造成胆汁引流不畅，所以均应避免。

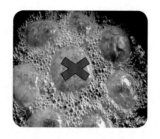
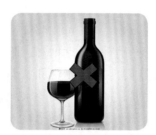

为了避免胆囊炎的发生，平时生活中要养成良好的饮食、生活习惯。

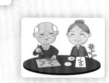

● 保持大便通畅

培养定时排便的习惯，便秘可致肠道压力增高，不利于胆汁排出。

● 培养良好的卫生习惯

饭前、便后要洗手，生吃瓜果要洗净，防止肠道蛔虫感染。

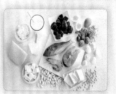

● 保持心情舒畅

乐观的情绪可提高机体抗病能力。反之，长期精神紧张、抑郁，可致胆汁流动不畅，胆汁淤积，胆汁成分变性比例失调，为结石形成创造条件。

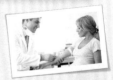

● 保证摄入足量的蛋白质

结石的形成与蛋白质摄入量的长期不足也有关系。因此，多吃瘦肉、鱼和豆制品等优质蛋白质非常重要。

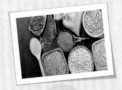

● 避免使用雌性激素类药物

尽量避免使用雌性激素类药物，急性胆囊炎患者女性比男性多，可能与女性雌激素含量高有关。

● 多吃纤维素含量高的食物

如粗粮、豆类、蔬菜、水果、海藻、食用菌等。食物纤维既能吸附肠道内的胆汁酸，抑制胆固醇的吸收，又能促进肠蠕动，增加胆固醇的排泄，对预防胆石症和保持大便通畅很有利。

● 坚持体育锻炼

卧床、静坐均不利于胆汁的排出，适当运动能降低胆固醇，疏通胆道。

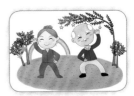

● 减少摄入高脂肪和胆固醇的食物

如肥肉、油炸食品、蛋黄、动物内脏、鱼子等，康复期忌上述食物，应多吃促进胆汁分泌和利胆的食物，如山楂、乌梅、玉米须等。

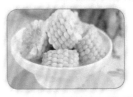

● 生活规律

有规律的一日三餐是预防结石的最好方法。

合理作息，劳逸结合，适当锻炼，避免熬夜、过度劳累及精神高度紧张。

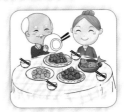

合理饮食，应以低脂、低胆固醇、高纤维素、优质蛋白为主，忌食辛辣、酒类等刺激性食物。

规律进食，不过于饱餐，避免暴饮暴食。

（石海燕　赵　敏　李琳丽）

三、幽门螺杆菌感染

1. 什么是幽门螺杆菌

幽门螺杆菌（*Helicobacter pylori*，Hp）是一种寄生于胃黏膜上皮的微需氧革兰阴性螺旋形杆菌，专一性定居于人胃黏膜层表面，人是其唯一宿主。

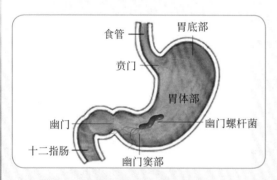
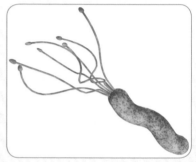

2. 幽门螺杆菌感染传播途径

- 传染源　感染者和被污染水源是最主要的传染源。
- 传播途径　口-口和粪-口传播（以口-口传播为主）。
  口-口传播：通过唾液传播。
  粪-口传播：通过感染者粪便污染水源传播。

3. 幽门螺杆菌与胃肠疾病

Hp 是上消化道疾病的致病菌

- Hp 感染是胃癌发生的危险因素。Hp 感染者发生胃癌的危险性增加 6 倍。
- 1994 年世界卫生组织（WHO）将幽门螺杆菌列为 I 类致癌原。

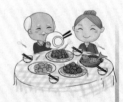
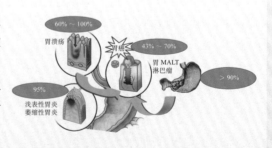

4.幽门螺杆菌感染的检测方法

¹³C 尿素呼气试验

¹³C 尿素呼气试验是目前国际上公认的幽门螺杆菌检查"金标准"。

- 无创伤。
- 诊断特异性和敏感性均在 90% 以上。

检查前注意事项

停用抗生素至少 4 周，包括克拉霉素、甲硝唑、四环素、呋喃唑酮、阿莫西林、替硝唑。	停用铋剂至少 4 周，包括枸橼酸铋钾、雷尼替丁铋、次水杨酸铋、乐得胃（碱式硝酸铋）。	停用硫酸铝和质子泵抑制剂至少 2 周，包括兰索拉唑、奥美拉唑、雷贝拉唑。	必须空腹，包括禁食 12 小时、禁水 2 小时、禁烟 12 小时。

检查方法

受检者隔夜空腹，（吹第一口气）采集基线呼气样本。

75mg 尿素粉剂溶于 80ml 水中，患者饮用（为减缓胃排空，延长 ¹³C- 尿素在胃内留存时间，可嘱患者弯腰、平卧翻身以增加细菌和尿素之间的接触）。

30 分钟后（吹第二口气）收集呼气样本。

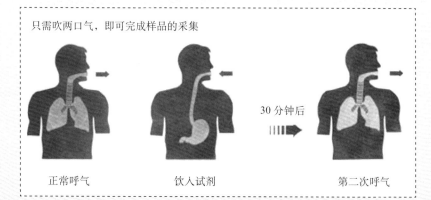

只需吹两口气，即可完成样品的采集

30 分钟后

正常呼气　　　　　　饮入试剂　　　　　　第二次呼气

结果判断

阳性　DOB 值 > 4，为阳性

阴性　DOB 值 < 4，为阴性

5. 幽门螺杆菌感染的治疗

治疗方法

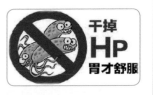

● 标准剂量 PPI + 标准剂量铋剂（均为 2 次 / 日，餐前半小时服）+ 两种抗生素（餐后即服）。

标准剂量 PPI：埃索美拉唑 20mg、雷贝拉唑 10mg、奥美拉唑 20mg、兰索拉唑 30mg、潘托拉唑 40mg，2 次 / 日。

标准剂量铋剂：枸橼酸铋钾 220mg，2 次 / 日；胶体果胶铋 2 片，2 次 / 日。

6. 幽门螺杆菌感染的预防

预防知识

● 饮食：食物软烂易消化，少食多餐，细嚼慢咽；避免食物过于粗糙，忌过饱，忌生冷、酸辣。多吃新鲜蔬菜和水果有助于修复受损的组织（反酸者应少用牛奶）。

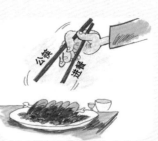

● 戒除烟酒：过度饮酒和吸烟可破坏胃黏膜屏障。

● 呕吐物和粪便及时清理；手和器具及时消毒。

● 防止二次感染：感染呈家族聚集现象，避免感染家族成员。

● 用公筷和汤匙，餐具消毒。

● 对婴幼儿的喂养要卫生，不要和孩子同筷、同碗、同进餐。

● 加强口腔卫生保健，预防治疗口腔疾病。

● 除治疗外，生活方面要注意隔离。

（黄 莉 郭真真）

四、早期胃癌内镜黏膜下剥离术（ESD）

1. 认识内镜下黏膜剥离术（ESD）

ESD 为内镜黏膜下剥离术的简称，最常应用于早期胃癌。

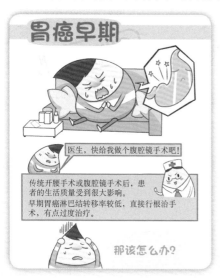

早期胃癌行 ESD 的好处

- 若直接行传统的开腹手术或者腹腔镜手术，会影响患者生存质量。
- 淋巴转移率较低时，直接行根治性手术，可能导致过度治疗。

因此创伤小、根治性强的内镜黏膜下剥离术就是比较合适的选择。

内镜黏膜下剥离术（ESD）适应证

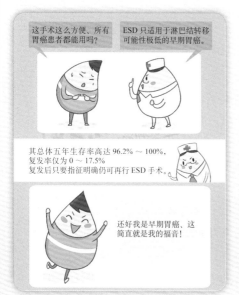

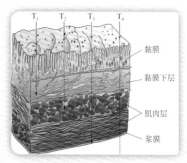

- 早期癌，可通过内镜检查，确定肿瘤局限在黏膜层和没有淋巴转移的黏膜下层。
- > 2cm 巨大平坦息肉。
- 黏膜下肿瘤。

2.ESD 相关知识

内镜黏膜下剥离术（ESD）的特点

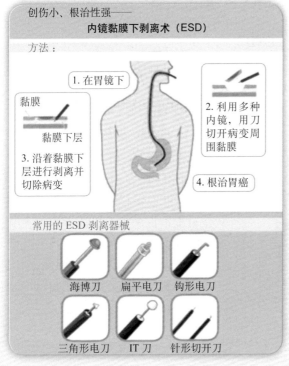

创伤小、根治性强——
内镜黏膜下剥离术（ESD）

方法：

1. 在胃镜下

黏膜
黏膜下层

2. 利用多种内镜，用刀切开病变周围黏膜

3. 沿着黏膜下层进行剥离并切除病变

4. 根治胃癌

常用的 ESD 剥离器械

海博刀　　扁平电刀　　钩形电刀

三角形电刀　　IT 刀　　针形切开刀

内镜黏膜下剥离术（ESD）

- 在内镜下黏膜切除术（EMR）基础上发展而来的新技术。

- 在内镜黏膜下注射基础上利用几种特殊的高频电刀将病变所在的黏膜剥离而达到治疗目的的内镜下操作技术。

内镜黏膜下剥离术（ESD）的过程

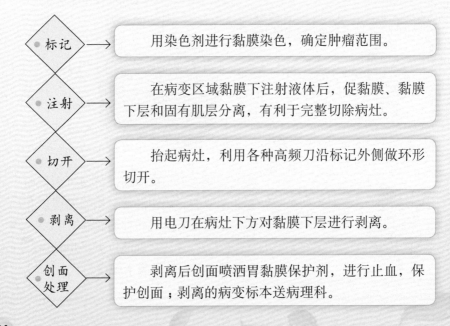

标记	→	用染色剂进行黏膜染色，确定肿瘤范围。
注射	→	在病变区域黏膜下注射液体后，促黏膜、黏膜下层和固有肌层分离，有利于完整切除病灶。
切开	→	抬起病灶，利用各种高频刀沿标记外侧做环形切开。
剥离	→	用电刀在病灶下方对黏膜下层进行剥离。
创面处理	→	剥离后创面喷洒胃黏膜保护剂，进行止血，保护创面；剥离的病变标本送病理科。

内镜黏膜下剥离术（ESD）的优势

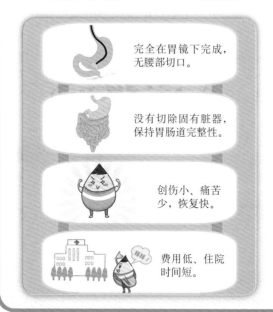

完全在胃镜下完成，无腰部切口。

没有切除固有脏器，保持胃肠道完整性。

创伤小、痛苦少，恢复快。

费用低、住院时间短。

- 创伤小，术后恢复快，患者易耐受。
- 可以在不手术的情况下通过 ESD 获得完整病变资料信息。
- 较大面积、形态不规则或合并溃疡、瘢痕的肿瘤一次性完整剥离下来，明显减少了肿瘤的残留和复发。

3. 内镜黏膜下剥离术注意事项

ESD 术前准备

- 超声内镜检查
  确定病变浸润深度，了解有无区域淋巴结转移，保证基底部完整。

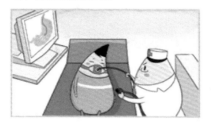

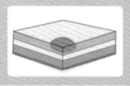

黏膜染色
显示病灶轮廓，确定病变范围，保证切缘完整。

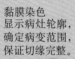

切缘和基底部癌细胞的残留直接影响手术治愈性切除率。

需要做的准备工作

- 内镜检查，明确病变浸润程度
- 术前 7 天停服抗凝药物
- 术前禁食、禁水 8 小时
- 右手臂建立静脉通路
- 使用抗生素

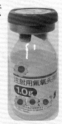

ESD 术后观察要点

- 术后常规禁食、禁水 48 ～ 72 小时。
- 若无呕血、黑粪、腹痛、皮下气肿等情况发生，可进流食。
- 术后持续泵入 PPI（艾司奥美拉唑、兰索拉唑）72 小时。
- 观察术后并发症。

ESD 术后并发症	并发症	
	出血：ESD 出血发生率为 5% ～ 7%	穿孔：ESD 穿孔发生率 4% ～ 5%

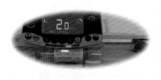

4. 加强自我管理

ESD 术后防范胃癌复发

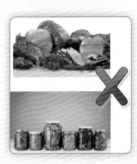

- 胃癌和饮食习惯关系密切。如长期高盐饮食，食用烟熏或者腌制食品，包括咸菜、火腿、腊肠、咸鱼等，这些食物含有一定的致癌物质，如长期食用，会诱发胃癌，应注意避免。

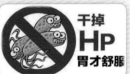

- 与胃部疾病有关，如有幽门螺杆菌感染的人群，胃癌发病概率增高，应注意治疗。

胃癌预防

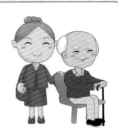

　　常见于慢性胃溃疡、慢性萎缩性胃炎、胃息肉、肥厚性胃炎等良性胃十二指肠疾病者做了胃大部分切除，剩余的胃也容易发生胃癌。

　　胃癌发病因素是多方面的，对于上面提到的高危人群，特别是 40 岁以后，如果有上述情况应高度关注，定期随访和检查。

（石海燕　黄　莉　聂　丹）

第四篇
老年血液疾病

一、白 血 病

1. 什么是白血病?

    白血病（leukemia）是一类造血干细胞异常的恶性克隆性疾病。其特点是在骨髓和其他造血组织中白血病细胞广泛而无控制地增生，破坏全身各组织器官。

白血病的分类

- 根据白血病细胞的成熟程度和自然病程分类
急性白血病和慢性白血病。

- 根据主要受累的细胞系列分类
急性白血病分为：急性淋巴细胞白血病（ALL）和急性非淋巴细胞白血病（ANLL）。

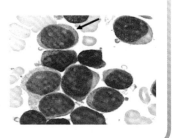

    慢性白血病分为：慢性粒细胞白血病（CML）、慢性淋巴细胞白血病（CLL）、毛细胞白血病、幼淋巴细胞白血病。

2. 白血病的诱发因素

- **病毒** 人类 T 淋巴细胞病毒 I 型等。
- **化学因素** 包括如苯及含苯的有机溶剂；药物，如烷化剂及拓扑异构酶抑制剂。
- **物理因素** 电离辐射，X 射线、γ射线等，发病风险的高低取决于放射剂量、时间和年龄。
- **遗传因素** 白血病患者家族中有遗传倾向；同卵双胎、具有遗传倾向的综合征。

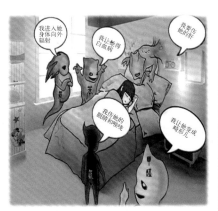

- **其他血液病** 如骨髓增生异常综合征（MDS）、淋巴瘤、多发性骨髓瘤、阵发性睡眠性血红蛋白尿（PNH）等。

3.白血病的表现

● 白血病常见症状

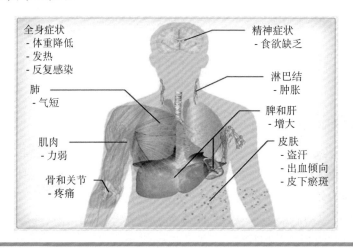

全身症状
- 体重降低
- 发热
- 反复感染

精神症状
- 食欲缺乏

淋巴结
- 肿胀

脾和肝
- 增大

肺
- 气短

肌肉
- 力弱

皮肤
- 盗汗
- 出血倾向
- 皮下瘀斑

骨和关节
- 疼痛

4.白血病的治疗

治疗原则

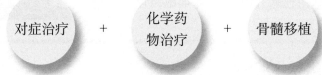

对症治疗　+　化学药物治疗　+　骨髓移植

治疗方法

● 对症支持治疗
输血：改善贫血。
抗感染。
防治出血。
防止尿酸性肾病。
纠正水、电解质及酸碱平衡失调。

● 化学药物治疗　减轻毒性，延长寿命分两个阶段进行，诱导缓解和缓解后治疗（巩固治疗、维持治疗、强化治疗）。

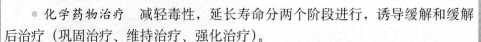

诱导缓解 ——→ 维持 ——→ 强化治疗 ——→ 治疗 ——→ 巩固治疗

化疗的常见不良反应包括恶心、呕吐；血细胞下降；脱发；黏膜炎，如口腔、消化道、膀胱；脏器毒性。

化疗常见皮肤毒性五大症状

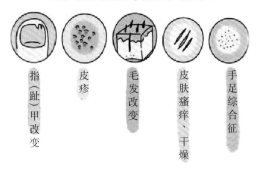

指（趾）甲改变　皮疹　毛发改变　皮肤瘙痒、干燥　手足综合征

● **造血干细胞（骨髓）移植治疗**

造血干细胞移植指对患者实施大剂量化疗和（或）放疗的预处理后，通过移植骨髓或外周血中的造血干细胞来重建造血及免疫功能的方法。适用于年轻患者，年龄＞60岁的患者应慎重。

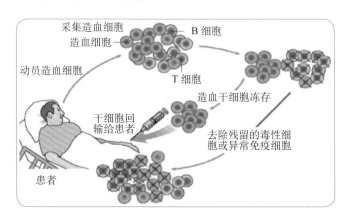

● **造血干细胞移植分为以下5种类型**

异基因骨髓移植：为同种异体间的移植，是目前最常用的移植方式。

同基因骨髓移植：为孪生兄弟姐妹间的移植，这种情况出现的概率低。

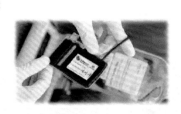

自体骨髓移植：是自身缓解期采集的骨髓，开展较为广泛。

外周血干细胞移植：包括自身或异基因外周血干细胞移植。

脐带血移植：采集的造血干细胞量较少，主要用于体重小的儿童。

5.白血病自我照护

● 保持清洁通风，预防感冒；保证充足的睡眠。

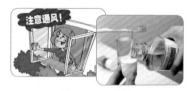

● 养成良好的卫生习惯，每日三餐后漱口；注意会阴部及肛周清洁，保持皮肤清洁，勤换洗内衣裤。

● 白细胞低下或功能异常时，加强保护性隔离。

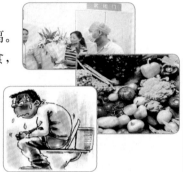

● 饮食：进食高蛋白、高维生素、高营养饮食，避免辛辣、不洁饮食，避免过硬、带刺的食物。

● 保持大便通畅，避免用力，以防引起颅内出血。

● 动作轻柔，避免外伤，碰撞。

● 保持心情舒畅，避免情绪波动。

居家指导

● 正确认识自身疾病。

● 按医嘱按时用药，勿擅自停药或滥用药物。

● 加强营养，保持精神愉快，情绪稳定，遇事豁达开朗，以提高免疫力。

● 注意饮食卫生，不吃不洁食物，以免引起肠道感染诱发并发症；勿食过硬、过烫，对口腔黏膜有刺激性的食物。

● 经常检查口腔、咽部等有无感染，学会自测体温。勿用牙签剔牙及用手挖鼻，避免创伤。

● 定期复查。

（鲍莲华 沙薇薇 申姜琼）

二、多发性骨髓瘤

1. 什么是多发性骨髓瘤?

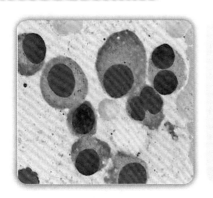

多发性骨髓瘤，简称 MM，是浆细胞异常增生的恶性肿瘤。

特点是骨髓内有异常浆细胞的增殖。常伴有骨骼的破坏；血清出现 M 蛋白；贫血和肾功能损害。

2. 多发性骨髓瘤的发病因素

● 化学因素　工业毒物：苯及含苯的有机溶剂；药物：烷化剂及拓扑异构酶抑制剂。

● 物理因素　电离辐射，X 射线、γ 射线等，发病风险的高低取决于放射剂量、时间和年龄。

● 遗传因素　MM 患者家族中有遗传倾向；同卵双胎具有遗传倾向的综合征。

● 其他因素　如病毒感染、慢性抗原刺激等。

3. 多发性骨髓瘤的表现

造血受抑制引起的症状

● 贫血　贫血较常见，为首发症状，早期贫血轻，后期贫血严重。晚期可出现血小板减少，引起出血症状。

● 出血　皮肤黏膜出血较多见，严重者可见内脏及颅内出血。

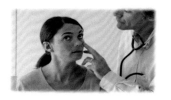
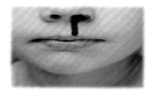

骨髓瘤细胞增殖引起的症状

● 骨痛　骨髓瘤细胞引起骨质破坏，骨骼疼痛是最常见的症状，多为腰骶、胸骨、肋骨疼痛。

● 骨折　骨髓瘤细胞对骨质破坏，可导致病理性骨折，甚至多处骨折同时存在。

● 包块或浆细胞瘤　可以是骨性肿块或软组织肿块，这些肿块病理检查多为浆细胞瘤。

M 蛋白引起的症状

● 高黏滞综合征　可发生头晕、眼花、视力障碍，并可突发晕厥、意识障碍。

● 淀粉样变性　常发生于舌、皮肤、心脏、胃肠道等部位。

● 神经系统改变　神经系统髓外浆细胞瘤可出现肢体瘫痪、嗜睡、昏迷、复视、失明、视力减退。

● 肾功能损害　50%～70%患者尿检有蛋白、红细胞、白细胞、管型。

4. 多发性骨髓瘤的治疗

对症支持治疗　＋　联合化疗　＋　骨髓移植

对症支持治疗

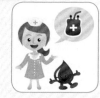

● 输血　血红蛋白低于 60g/L 输注红细胞，或 EPO 治疗。

● 抗感染　联合应用抗生素治疗，对反复感染的患者，需定期预防性注射丙种球蛋白。

● 血浆置换　对高黏滞血症患者迅速改善症状有效。

● 肾功能衰竭　原发病治疗，必要时进行血液透析祛铁治疗。

化学药物治疗

● **靶向药物** 目前主要为蛋白酶体抑制剂（硼替佐米、卡非佐米）和免疫调节剂（沙利度胺、来那度胺或泊马度胺）2 种。

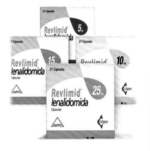

● **传统化疗药物** 包括马法兰、多柔比星和环磷酰胺等。

● **糖皮质激素** 如地塞米松、泼尼松等。

化疗常见不良反应：恶心、呕吐；血细胞下降；脱发；黏膜炎，如口腔、消化道、膀胱；脏器毒性。

造血干细胞（骨髓）移植治疗

所有有条件的患者均推荐进行自体造血干细胞移植，部分年轻高危的患者可以考虑异体造血干细胞移植，但目前开展较少。

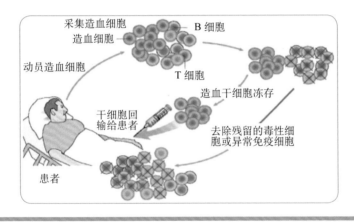

5. 多发性骨髓瘤自我照护

● **预防感染** 保持病室清洁空气，温湿度适宜，避免受凉和防止交叉感染；协助患者经常更换体位，及时排痰，鼓励多饮水；对于发热的患者做好高热的护理。

● **饮食** 高蛋白、高维生素、营养丰富、柔软易消化的均衡饮食，例如瘦肉、蛋、牛奶、黄绿蔬菜、新鲜水果等。

● **避免负载过重** 防止跌倒、碰伤，视具体情况使用腰围、夹板，但要防止由此引起血液循环不良。有骨质破坏时绝对卧床休息以防止病理性骨折。

● **骨痛的处理** 减少刺激，稳定情绪；局部热疗；局部按摩；按医嘱服用适量的镇静镇痛药，必要时可用哌替啶、吗啡等镇痛药。

居家指导

- 保持心情愉悦，良好的心理情绪状态能充分调动机体的潜能，增强抗病能力。
- 养成良好的生活习惯，保证充足的休息和睡眠，适当锻炼，以提高免疫力。
- 每周定期到医院进行冲封管、更换贴膜及输液接头等处理，勿自行进行维护。
- 少去人多拥挤的地方，注意保暖，避免着凉。
- 按医嘱按时用药，勿擅自停药或滥用药物。

（鲍莲华　杨红旗）

三、骨髓增生异常综合征（MDS）

1. 什么是 MDS？

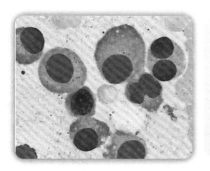

　　骨髓增生异常综合征，简称 MDS，是造血干细胞增殖分化异常所致的造血功能障碍。其特点是骨髓细胞出现病态造血，全血细胞减少，可能向白血病转化。

2. MDS 的发病因素

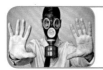

化学因素：工业毒物如苯及含苯的有机溶剂；药物如烷化剂及拓扑异构酶抑制剂。

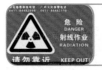

物理因素：电离子辐射，X 射线、γ 射线等，发病风险的高低取决于放射剂量、时间和年龄。

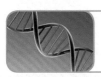

遗传因素：MDS 患者家族中有遗传倾向；同卵双胎、具有遗传倾向的综合征。

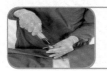

其他疾病：如其他肿瘤化疗后、自身免疫病等。

3. MDS 的表现

贫血

首发症状，且呈进行性加重，特点如下。

- 约 90% 的患者就诊时有贫血。
- 呈大细胞性贫血。

发热

常见原因有继发性感染、肿瘤性发热。

出血

常表现为牙龈、口腔出血，脏器出血后果严重。

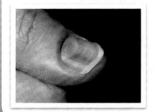
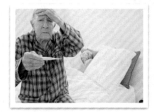
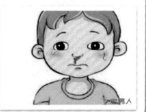

4. MDS 的治疗

对症支持治疗　＋　联合化疗　＋　骨髓移植

对症支持治疗

- 输血　明显贫血或伴心、肺疾病时，改善贫血。
- 抗感染　抗生素。
- 防治出血　血小板 $<20 \times 10^9/L$ 时。
- 祛铁治疗　因反复输血造成铁负荷增加，及时祛铁治疗。
- 雄激素　促进造血。

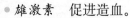

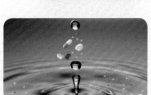

化学药物治疗

MDS 对化疗耐受性低，化疗效果差，即使获得缓解，缓解期也短。若患者年龄小于 50 岁，体能状态好，处于 RAEB-T 阶段，可酌情用常规化疗治疗。

造血干细胞（骨髓）移植治疗

当年龄小于 50 岁，并处于 RAEB 或 RAEB-T 阶段，有 HLA 同型供者，加之医疗条件允许，可考虑进行同种异体骨髓移植。

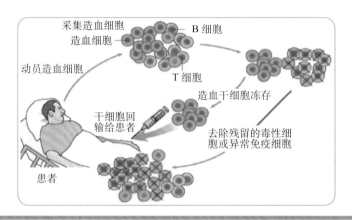

5. MDS 自我照护

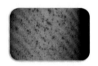

● 注意皮肤黏膜出血点或瘀斑出现的部位、范围和时间，尽量避免磕碰。

● 保持大便通畅，避免用力排泄，以防引起颅内出血；保持心情舒畅，避免过多情绪波动。

● 减少公共场所活动，防止过度劳累或引发感染。

居家指导

● 避免骤然正蹲或坐起，以免晕倒或一过性意识丧失。
● 中晚期时尤应注意预防感染和出血，勿剔牙，勿挖鼻，避免碰撞身体，保持大便通畅。
● 合理饮食以满足机体需要，忌食油炸和较硬的食物，多吃新鲜蔬菜和水果，保证足量丰富的维生素，保持大便通畅。
● 注意个人卫生，勤换衣，室内每日通风 3 次，每次不少于 30 分钟。
● 定期复查，防止病情加重或并发症已出现而未及时发现。

（鲍莲华　沙薇薇　杨红旗）

四、淋 巴 瘤

1. 什么是淋巴瘤?

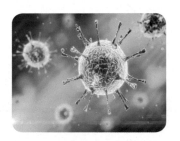

淋巴瘤 (lymphoma) 是具有很大异质性的一大类肿瘤, 可发生于任何部位的淋巴结, 几乎可以侵犯到全身任何组织和器官。恶性淋巴瘤的临床表现既具有一定的共同特点, 同时按照不同的病理类型、受侵部位和范围又存在着很大的差异。

淋巴瘤的分类

● **按病理学分类** 霍奇金病 (Hodgkin disease HD); 非霍奇金淋巴瘤 (non-Hodgkin lymp-homa, NHL), 根据细胞来源又分为 B 细胞、T 细胞和 NK 细胞淋巴瘤。

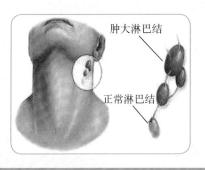

肿大淋巴结

正常淋巴结

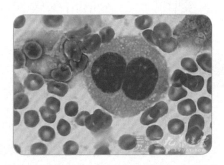

2. 淋巴瘤的表现

全身症状 (B 组症状)

● **发热** 肿瘤性发热, 热型多不规则, 一般为 38.5℃ 以下的低热。
● **盗汗** 睡觉醒后出汗, 或者夜间出汗。
● **体重减轻** 近半年内体重减轻 5kg 或原体重的 10%。

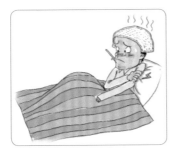
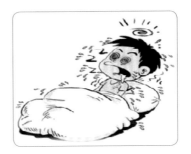

血液系统表现

● 淋巴结肿大　包括浅表和深部淋巴结，其特点是肿大的淋巴结呈进行性、无痛性肿大，晚期则可能融合。

● 血细胞计数改变　淋巴瘤诊断时 10% ～ 20% 有贫血，部分患者可有白细胞计数、血小板增多。

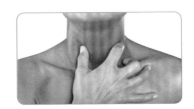
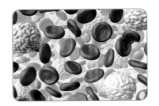

皮肤改变

淋巴瘤可有非特异性皮肤表现，皮肤损害呈多形性，红斑、水疱、糜烂等；晚期恶性淋巴瘤患者免疫状况低下，皮肤感染常经久破溃、渗液，形成全身性散在的皮肤增厚、脱屑。

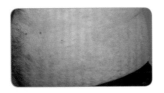
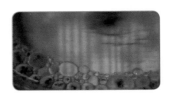

3. 淋巴瘤的治疗

化学药物治疗

● 化疗是利用化学药物杀死肿瘤细胞、抑制肿瘤细胞的生长繁殖一种治疗方式。

● 联合化疗与单独化疗比较，有更好的治愈率和更长的生存期。

● 对同一患者，疗效与剂量强度密切相关。

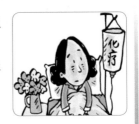

化疗的不良反应

- 骨髓抑制　表现为白细胞、血小板减少。

- 胃肠道反应　食欲缺乏、恶心、呕吐，一般不影响治疗。

- 其他　脱发，皮疹等，停药后可恢复。

- 特殊的不良反应　与具体药物有关，比如多柔比星引起心脏损害。

免疫治疗（美罗华）

所使用的利妥昔单抗注射液（美罗华）能引导人体免疫功能像打靶一样准确攻击恶性淋巴瘤细胞，诱导肿瘤细胞凋亡，并减少对人体正常组织的伤害。但仅适合治疗表达 CD20 抗原的 B 细胞性非霍奇金淋巴瘤患者，不适于 T 细胞性非霍奇金淋巴瘤患者。

放疗

- 放疗是利用射线照射肿瘤部位，达到杀死肿瘤细胞的目的。

- 淋巴瘤病灶对放疗大多比较敏感。目前放疗是治疗淋巴瘤的有效手段之一。

- 主要适用于早期病例和化疗后残余肿瘤的治疗。

4. 淋巴瘤自我照护

- 日常生活中尽量保持心情愉快，生活起居规律，注意休息。

- 注意营养供给，平时进食宜软且营养丰富，速度要慢，忌生冷饮食，忌坚硬、棱角、油炸及各种刺激性食。

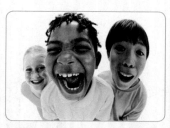
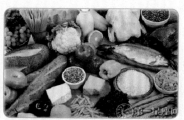

- 选择合适的进餐时间，避免化疗前后 2 小时进食，恶心呕吐时要暂缓进食，保持口腔清洁，遵医嘱于治疗前 1 ～ 2 小时使用镇吐药物。

● 化疗休息期间，每周查血常规 2 次，当出现高热时，应及时与医生联系处理。

● 定期到专业机构进行深静脉置管维护。

● 休息期间加强营养，避免到公共场所。

居家指导

● 休息与活动　放、化疗后康复期，保持积极的心态，可适当参加社交活动及身体锻炼，但应避免劳累；自我感觉不适时，以卧床休息为主，坚持室内活动及床上锻炼，防止发生肌肉萎缩及下肢静脉血栓。

● 饮食　注意饮食的合理搭配及营养均衡。营养原则为高热量、高蛋白、高维生素，避免刺激性食物。

● 服药与就诊　遵医嘱按时服药，定期复查及化疗。如发生出血、肿块等不适症状时应及时就诊。

（沙薇薇　杨红旗）

五、贫　血

1. 什么是贫血？

贫血（anemia）是指外周血单位容积内血红蛋白（Hb）浓度、红细胞计数（RBC）和（或）血细胞比容（HCT）低于正常参考值的一种临床症状。其中以血红蛋白（Hb）浓度的降低最为重要。

注意贫血是一种症状，而不是具体的疾病，各系统疾病均可引起。

国内贫血诊断标准

- **成年男性**　血红蛋白＜120g/L，红细胞＜4.5×10^{12}/L，血细胞比容＜0.42。
- **成年女性**　血红蛋白＜110g/L，红细胞＜4.0×10^{12}/L，血细胞比容＜0.37。
- **孕妇**　血红蛋白＜100g/L，血细胞比容＜0.30。

贫血分类

- 按形态学分类

类　型	MCV（fl）	MCH（pg）	MCHC（%）
大细胞性贫血	＞100	＞32	32～35
正常细胞性贫血	80～100	26～32	32～35
单纯小细胞性贫血	＜80	＜26	32～35
小细胞低色素性贫血	＜80	＜26	＜32

- 按贫血严重程度分类

类型	Hb 浓度（g/L）	临床表现
轻度	＞90	症状轻微
中度	60～90	活动后感心悸气促
重度	30～59	静息状态下仍感心悸气促
极重度	＜30	常合并贫血性心脏病

2. 贫血的表现

皮肤黏膜表现

皮肤黏膜表现是最突出体征，也是就诊的主要原因。一般以睑结膜、口唇、甲床部位明显。

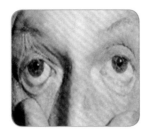 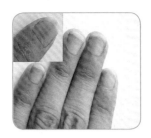

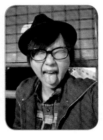 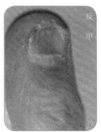

- 舌炎
- 嘴角炎
- 反甲
- 严重时呈光滑舌

呼吸循环系统表现

- 严重贫血可造成组织缺氧，引起代偿性心跳和呼吸加快。
- 长期严重的贫血可引起高动力性心力衰竭，伴以水钠潴留、水肿，甚至出现腹水。
- 心脏杂音是贫血常伴有的体征。

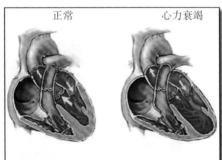

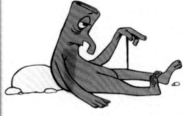

心力衰竭时，左心室泵血减少。

神经肌肉系统表现

- 脑缺氧。严重贫血常有头痛、头晕、耳鸣、晕厥、视觉盲点、倦怠、注意力不集中和记忆力减退等神经系统表现。

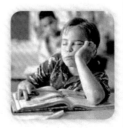

- 肌肉组织缺氧，主要为肌肉无力和易疲劳。
- 感觉异常是恶性贫血的常见症状。

泌尿生殖系统表现

- 多尿和低比重尿，严重者可有轻度蛋白尿。
- 性功能减退。

3. 贫血的治疗

治疗原则

病因治疗	支持治疗
为首要原则，在此基础上做好对症治疗。	补充造血原料，给予营养支持。

原则

输血	药物治疗
输注悬浮红细胞或洗涤红细胞。注意输血反应及并发症。	根据贫血发病机制，合理使用抗贫血药物。

4. 贫血的自我照护

休息与活动

- 轻度贫血　注意休息，避免过度劳累。
- 中度贫血　增加卧床休息时间，若脉搏 ≥ 100 次 / 分，出现明显心悸、气促时应停止活动。
- 重度贫血　卧床休息，改变体位缓慢，防晕倒跌伤。

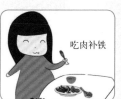

吸氧

- 饮食　持续或间断低流量吸氧；给予高热量、高蛋白、高维生素及易消化食物，如需要补充造血原料，如缺铁性贫血应补充富含铁质食物，如动物肝脏、瘦肉等。

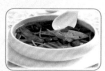

吃肉补铁

其他

- 促进口腔炎愈合，保持口腔清洁，饮食细软无刺激。

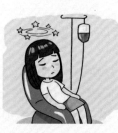

- 遵医嘱用药。如铁剂餐后或餐中服，不与乳制品、咖啡同服，以免影响铁剂的吸收；静脉注射铁剂时速度应缓慢，以 50mg/min 为宜，备好盐酸肾上腺素以防过敏反应出现。

居家指导

● 按时服药，不要随意服用偏方药，以防用药偏差，加重病情。如出现不适药及时和主管医师联系，在医生的指导下用药。

● 防止碰、撞、跌跤，少去或不去人群较密集的地方等，以不觉疲劳为原则，但如病情比较重或是短期内发生的贫血，以及伴有血容量减少的必须卧床休息。

● 加强营养，多进食高蛋白、高维生素、富有营养、易消化的食物；多摄入高蛋白食品如瘦肉、鸡蛋；多食富含维生素的蔬菜、水果；多食富含铁的食物，如动物的肝脏，鸡鸭血等。

（沙薇薇　杨红旗）

第五篇
老年神经疾病

一、阿尔茨海默病

1. 什么是阿尔茨海默病？

阿尔茨海默病（Alzheimer's disease AD）

↓

神经系统病变

↓

记忆力下降
性格改变
行为异常
日常生活能力进行性减退

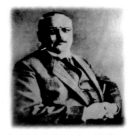

德国医生 Alzheimer
在 1906 年首先发现

● 阿尔茨海默病又称老年性痴呆，是全世界最普遍的慢性疾病之一，据资料显示，我国 65 岁以上人群中，阿尔茨海默病患病率约为 5.0%，85 岁以上接近 50%。

2. 阿尔茨海默病发病的危险因素

年龄

60 岁以上是一个重要的危险因素。

性别

女性发病率稍高于男性。

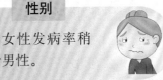

疾病史

与头部外伤史、心脑血管病史有关。

家族史

家族中（特别是一级亲属中）有或可疑老年痴呆患者的称为阳性家族史，有一定的遗传性。

3.阿尔茨海默病的识别

阿尔茨海默病的十大危险信号

- 核心症状——记忆力下降
- 说话或写作时用字出现困难
- 对时间、地点及人物日渐混淆
- 判断力日渐减退
- 常把东西乱放在不适当的地方
- 抽象思考能力减弱
- 做熟悉的事情有困难
- 情绪变化
- 个性改变
- 失去做事的主动性

阿尔茨海默病的表现：可以看看自己有没有 ABC。

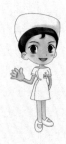

A. 日常生活（ADL）：能力下降
B. 行为（Bhaviour）：精神行为异常
C. 认知（Cognition）：认知障碍

主要症状

- **记忆力下降** 是首发症状，尤其是近期记忆，表现为反复问同一个问题，到处找东西等。

- **语言障碍** 如忘词、命名困难，听理解障碍，常答非所问，交谈困难等。

- **视空间技能障碍** 如不能准确判断物品位置（把熨斗放进冰箱），定向障碍（常会迷路）等。

- **书写困难** 如书写内容词不达意，写错字，不认识、写不出自己的名字等。

- **计算障碍** 如购物不会算账，简单的加减法不会计算等。

- **失用和失认** 如不认识亲人、熟悉朋友的面貌甚至镜中自己，丧失已熟练掌握的技能（骑车、游泳等），不能按指令要求做动作等。

● 能力下降　如工作能力下降，稍微复杂便不能完成，生活自理能力下降，处理财务困难等。

● 精神行为异常　如兴趣减退、抑郁、妄想、幻觉、重复行为、漫无目的地游走等。

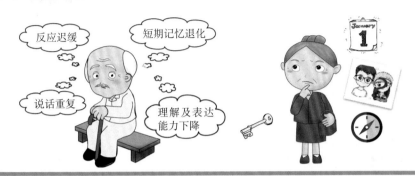

4.阿尔茨海默病的治疗

关键治疗原则

关键

正确选药　＋　联合化疗

药物治疗：阿尔茨海默病主要选择改善记忆、认知，控制精神行为症状等的药物。

● 胆碱酯酶抑制药（首选）

重酒石酸卡巴拉汀胶囊（艾斯能）、盐酸多奈哌齐片（安理申）等，口服剂量根据医嘱执行。

作用：改善胆碱能神经传递，改善认知功能、精神行为和日常生活能力。

不良反应：恶心、呕吐、便秘。

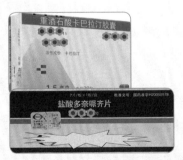

● NMDA 受体拮抗药

盐酸美金刚，口服剂量根据医嘱执行。

作用：调控退化的谷氨酸能神经元的突触活性。

不良反应：头晕、头痛、便秘。

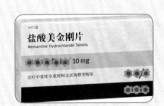

● 银杏制剂

银杏叶提取物片、银杏叶提取物注射液（金纳多），用量根据医嘱执行。

作用：保护神经、清除自由基、改善神经细胞代谢作用，改善记忆力减退、智力减退等症状。

不良反应：罕有胃肠道不适、头痛、血压降低等现象。

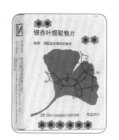

● 精神类药物

氟哌啶醇、奥氮平、喹硫平等，口服剂量根据医嘱执行。

作用：用于抑郁、焦虑、精神病等精神行为异常症状的控制。

不良反应：头晕、嗜睡、口干、消化不良、便秘等。

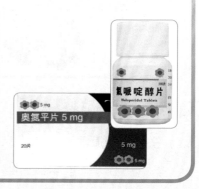

5. 阿尔茨海默病的预防

均衡膳食

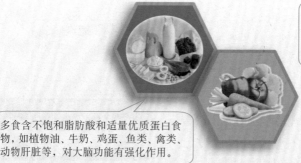

多食新鲜蔬菜水果及豆制品，补充各类维生素，防止营养不足引起的智能障碍。

多食含不饱和脂肪酸和适量优质蛋白食物，如植物油、牛奶、鸡蛋、鱼类、禽类、动物肝脏等，对大脑功能有强化作用。

戒烟限酒

吸烟可使体内小动脉收缩变窄，导致脑血管缺血。

长期酗酒对神经系统，特别是认知功能影响较大。

建立良好的生活方式

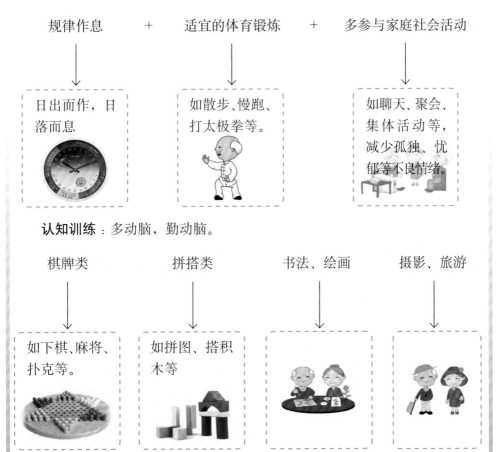

规律作息　　+　　适宜的体育锻炼　　+　　多参与家庭社会活动

日出而作，日落而息

如散步、慢跑、打太极拳等。

如聊天、聚会、集体活动等，减少孤独、忧郁等不良情绪。

认知训练：多动脑，勤动脑。

棋牌类　　　　拼搭类　　　书法、绘画　　　摄影、旅游

如下棋、麻将、扑克等。

如拼图、搭积木等

学会情绪管控

不以物喜不以己悲

对工作、生活中的压力学会自我调节，避免争强好胜给自己带来不必要的心理负担，学会控制自己的情绪，为自己的情绪找出口，避免大喜大悲，患得患失。

对所有发生的事情保持平常心、同理心。

保持良好的心态，精神紧张、情绪激动、焦虑不安等不良心理状态会增加罹患阿尔茨海默病的风险。

居家指导

- 对自身疾病有正确的认识，遵医嘱按时服用药物。
- 安全防护，24小时有人陪伴，防走失、跌倒、误吸、意外（如烫伤、划伤、人身安全伤害）的发生。
- 规律饮食和作息，不酗酒。
- 适当锻炼身体，如慢跑、散步、太极拳、健康操等。
- 培养兴趣爱好，多做益智类游戏，如棋牌类、拼搭类等。
- 保持良好的心态，精神愉快，情绪稳定。
- 如遇天气变化及时增减衣物，预防感冒。
- 定期到医院复查。

（韩晓琦　王锦玲　孙亚超）

二、脑 出 血

1. 什么是脑出血？

脑出血（ICH）是指非外伤性脑实质出血，也称自发性脑出血，占急性脑血管病的 20% ～ 30%。

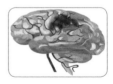

2. 发生脑出血的原因

引起脑出血的原因很多，80% 左右是由高血压和动脉硬化小血管病变导致；其次是颅内动脉瘤和脑血管畸形等。

血管失去弹性致破损出血

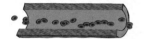 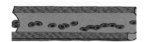 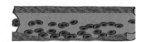

正常的血管　　　　　血管壁受损开始慢慢变薄　　　血流冲击等因素
　　　　　　　　　　　　　　　　　　　　　　　　导致血管破裂

血管畸形致破损出血

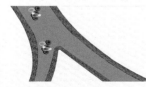 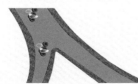 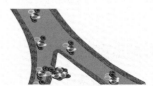

正常的血管　　　　　血管开始出现问题　　　　　血管破裂

3. 脑出血有哪些表现

大脑细胞非常娇嫩，根据出血位置以及出血量的不同，脑出血患者的临床表现各不相同。

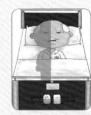

壳核出血：最常见，"三偏征"，即偏瘫、偏盲、偏侧身体感觉障碍；出血量较大（大于 30ml）时，可出现意识障碍等。

丘脑出血：一侧出血且出血量较少时，表现为对侧轻瘫，对侧偏侧身体感觉障碍，特别是本体感觉障碍明显。

出血量大时，则出现颅内压增高，呕吐频繁呈喷射状，且有多尿、尿糖、四肢瘫痪、双眼向鼻尖注视等症状。

脑叶出血：顶叶出血最常见，表现为头痛呕吐、运动性失语、对侧偏瘫和精神障碍。

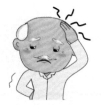
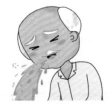
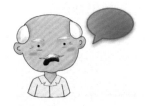

脑干出血：出血量少时表现为瘫痪和偏瘫，两眼凝视瘫痪肢体侧；出血量大时迅速出现昏迷、四肢瘫痪、双侧病理征阳性，双侧瞳孔极度缩小，病情常迅速恶化，多数在 24～48 小时死亡。

小脑出血：轻者表现为枕部疼痛眩晕、呕吐、眼球震颤可无肢体瘫痪；重者颅内压迅速升高、昏迷，出现枕骨大孔疝，甚至死亡。

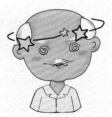
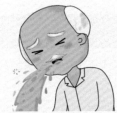
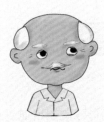

4.脑出血的治疗

治疗方法

调控血压

手术治疗

非手术治疗

血压的管理是控制出血和再出血的关键点

半球出血＞30ml
小脑出血＞10ml

控制脑水肿
使用凝血药物

5.脑出血重在预防

生活规律，适量运动

运动要循序渐进，持之以恒，做一些力所能及的劳动，不可过于劳累。

控制血压

- 血压控制在理想水平　140/80mmHg 是预防脑血管病的理想血压值。
- 血压控制要平稳　使 24 小时内血压的"波峰"和"波谷"接近。

健康饮食

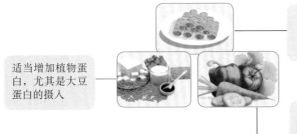

限制进食糖类，如米、面、糖类等，少吃甜食

适当增加植物蛋白，尤其是大豆蛋白的摄入

每天胆固醇摄入量应低于 300mg，不吃肥肉和动物内脏

规律生活

避免过度劳累及情绪激动

避免在酷冷天气外出

避免用力排便

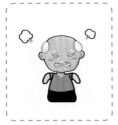
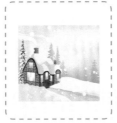
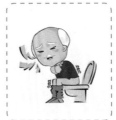

保持良好心态

保持乐观情绪，避免过于激动，做到心境平静，减少烦恼，悲喜勿过，淡泊名利，知足常乐。

经常动左手

日常生活中，尽量多用左上肢及左下肢，多用左手，可在早晚时分，用左手转动两个健身球，可减轻大脑左半球的负担，又能锻炼大脑右半球，加强大脑右半球的协调能力。

居家指导

- 遵医嘱规律服药，定期复查
- 规律饮食，忌暴饮暴食，多吃蔬菜
- 保持良好心态
- 学会自我监测血压
- 定时医院复查
- 学会病情自我判断

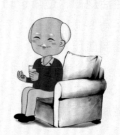

院前自我判断与处置：简称 FAST。

F Face is insensitive	您（他）是否能够微笑？ 是否一侧面部无力或麻木？
A arm is week	您（他）能顺利举起双臂吗？ 是否一臂无力或无法抬起？
S speech is strange	您（他）能流利对答吗？ 是否说话困难或言语含糊不清？
T time to call	如果上述三项中有一项存在， 请您拨打急救电话 120，等待救援。

（韩晓琦　王锦玲　孙亚超）

三、脑 梗 死

1. 什么是脑梗死?

脑梗死是由于脑的供血动脉狭窄或闭塞导致脑供血不足而产生脑组织缺血坏死。

临床常见的脑血栓形成，腔隙性脑梗死、脑栓塞。

在脑血管病中最常见，占 60% ~ 90%，病死率、致残率高。

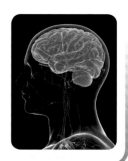

2. 脑梗死发生的原因

哪些情况容易造成脑梗死

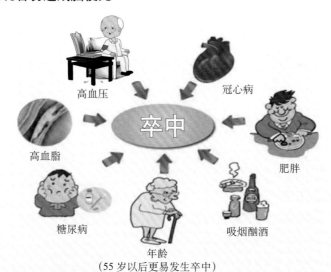

高血压　　冠心病

卒中

高血脂　　肥胖

糖尿病　　吸烟酗酒

年龄
（55 岁以后更易发生卒中）

● 脑血栓形成

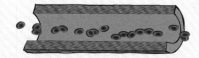

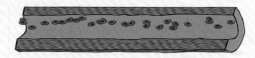

正常的血管

图中逐渐出现在血管壁中的黄色物质就是动脉粥样硬化的沉积物；沉积物越来越厚，慢慢阻碍了血液流通，造成大脑部分缺血

● 脑栓塞

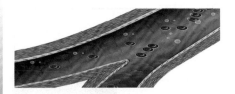

正常的血管

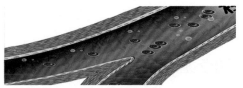

各种栓子，即血液中异常的固体、液体、气体进入脑动脉，可能会卡在细小的血管里引起急性血流中断而出现相应供血区域脑组织缺血甚至坏死

3. 脑梗死的表现

脑梗死发病先兆

根据梗死部位及梗死范围不同，患者临床表现因人而异，通常在发病前出现头痛、头晕、眩晕、短暂性肢体麻木、无力等症状。

多在安静休息时发病在几小时或几天内达到高峰。

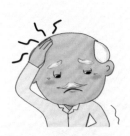

头痛

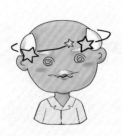

眩晕

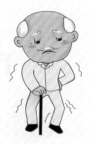

肢体麻木、无力

脑梗死的临床症状

● 头晕、头痛突然加重或由间断性头痛变为持续性剧烈头痛。

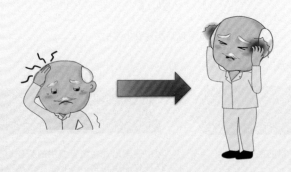

● 短暂性视力障碍，表现为视物模糊或视野缺损，看东西不完整，多在 1 小时内自行恢复，是较早的脑梗死预报信号。

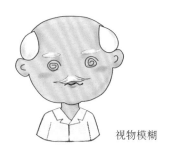

视物模糊

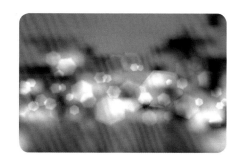

● 语言与精神改变，主要表现为发音困难、失语，写字困难；个性突然改变，沉默寡言、表情淡漠或急躁多语、烦躁不安，或出现短暂的判断或智力障碍，嗜睡。

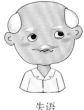

失语

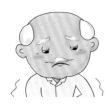

表情淡漠

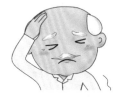

烦躁不安

● 困倦与嗜睡，表现为哈欠连连，80% 左右的人在脑梗死发作 5 ～ 10 天前，频频打哈欠。

● 躯体感觉与运动异常，如单侧肢体麻木或无力、手握物体失落，原因不明的晕倒或跌倒，单侧面瘫，持续时间多在 24 小时以内。此类现象发生后 3 ～ 5 年，约有 50% 以上人群发生脑梗死。

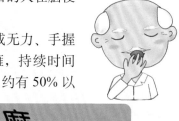

● 剃须刀落地现象。指刮脸过程中，当头转向一侧时，突然感到持剃须刀的手臂无力，剃须刀落地，可同时伴有说话不清，但在 1 ～ 2 分钟完全恢复正常。

● 一过性黑矇，即突然出现眼前发黑，看不见物体，数秒或数分钟即恢复，没有恶心、头晕，也无任何意识障碍。

● 其他先兆表现，如恶心呕吐或呃逆、血压波动并伴有头晕眼花或耳鸣，不明原因的反复鼻出血等。

4. 脑梗死的治疗方法

溶栓抗凝

调整血压
防治水肿

手术治疗

6小时内采用溶栓
治疗并监测出、凝
血时间。

急性期血压维持在
比发病前稍高水平
以保证脑灌注。

大面积脑梗死
内科治疗困难时
可考虑手术治疗。

5. 脑梗死重在预防

预防注意事项

● 多吃含钾、含镁的食物　含钾的食物可以保护脑血管，如土豆、香蕉、桃、杏等；含镁食物可以维持脑细胞内矿物质平衡，如豆类、玉米、苹果、海带等。

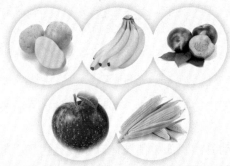

● 多喝绿茶　绿茶内含有抗氧化物质，是有害活性酶的克星。

● 平常心态　保持乐观情绪，避免过于激动，做到心境平静。

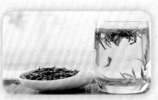

● 醒来养神3分钟　不少脑梗死是夜间或者清晨从睡眠中醒来的一刹那发生的，所以提倡醒来后，养神3分钟后再起床，给血管充分的适应时间。

● 锻炼右脑　使用左手，多听音乐，良性刺激右脑。

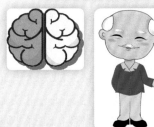

● 预防感冒　感冒会让体内产生更多纤维蛋白，提高血液凝固性，导致血栓形成，是脑梗死的导火索，所以必须预防。

特别提示！

40 岁以上，尤其是伴有高血压、高血糖、高血脂、长期吸烟、肥胖的高危人群，在每年的常规体检中，最好加入颈动脉超声检查。

一旦发现异常，务必尽早就医，规范治疗，保持健康生活。

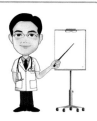

居家指导

- 遵医嘱规律服药。
- 规律饮食，忌暴饮暴食，多吃蔬菜，低盐低脂饮食。
- 保持良好心态。
- 学会自我监测血压。
- 根据天气变化及时增减衣物，预防感冒。
- 定期医院复查 。

学会自我判断病情

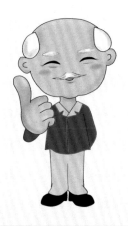

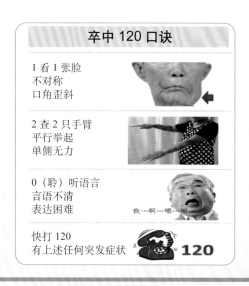

卒中 120 口诀

1 看 1 张脸
不对称
口角歪斜

2 查 2 只手臂
平行举起
单侧无力

0（聆）听语言
言语不清
表达困难

我…啊…嗯…呢

快打 120
有上述任何突发症状
120

（韩晓琦　李冬梅）

四、帕金森病

1. 什么是帕金森病？

帕金森病（Parkinson disease PD）

↓

中老年神经系统变性疾病，为锥体外系疾病（运动障碍病）的典型代表。

↓

病变部位：主要在中脑黑质-纹状体多巴胺通路。

英国医生 James Parkinson 1817 年首先描述为震颤麻痹。

● 发病情况：随着年龄增长发病率上升，我国 65 岁以上人群患病率为 1700/10 万，病程进展缓慢，早期容易被忽视。

2. 导致帕金森病的危险因素

年龄

年龄老化为促发因素。

遗传因素

10% 有家族遗传史。

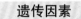

职业

农民的发病率较高，经常与杀虫剂、除草剂接触有关。

环境

居住、生活、工作环境（装修污染、手机、电脑辐射等），农业环境中神经毒物（如杀虫剂、除草剂），工业环境中暴露的重金属等。

3. 帕金森病的表现

主要症状

静止性震颤

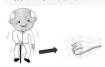

常为首发症状，典型表现为拇指与示指呈做"搓丸样"或"点钞样"动作，具有静止或紧张时震颤明显，随意运动时减轻，入睡后消失等特征。

肌强直

患者感觉肢体僵硬、行动笨拙，伸屈四肢关节可出现"铅管样强直"或"齿轮样强直"。

运动迟缓

初期表现为随意运动减少，多种动作的困难和缓慢如书写困难、"写字过小症"；晚期表现为吞咽困难、流涎过多、"面具脸"。

姿势步态异常

站立时呈屈曲体姿；行走时"慌张步态"；转弯时平衡障碍；晚期日常生活不能自理。

4. 帕金森病的治疗

主要方法

药物治疗

手术治疗

首选
效果好
有不良反应

神经核毁损术
脑深部电刺激术（DBS）

常用药物

● 抗胆碱能药物

安坦，口服剂量根据医嘱执行。

作用：对震颤和肌强直有效。

不良反应：口干、视物模糊、幻觉等，停药或减少剂量即可消失，青光眼和前列腺肥大者禁用。

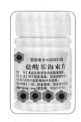

● 多巴胺释放促进药

金刚烷胺，口服剂量根据医嘱执行。

作用：能改善震颤、肌强直和运动迟缓症状。

不良反应：较少见，如失眠、头晕、头痛、恶心等，癫痫患者慎用，哺乳期妇女禁用。

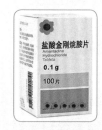

● 多巴胺替代疗法

左旋多巴片、息宁、美多芭（疗效最好），口服用量根据医嘱执行。

作用：对震颤、肌强直、运动迟缓均有效。

不良反应：恶心、呕吐、腹部不适、心律失常、直立性低血压等，最严重的是长期用药产生的运动并发症和精神障碍，青光眼和精神分裂症患者禁用。

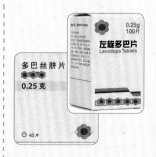

● 多巴胺受体激动剂

森福罗、溴隐亭等，口服剂量根据医嘱执行。

作用：能直接激动纹状体，产生和多巴胺相同的作用，适用于年轻患者或病程初期。

不良反应：恶心、呕吐最常见，症状波动和异动症发生率低，直立性低血压和精神症状发生率较高。

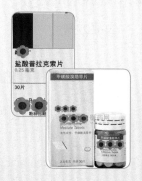

用药注意事项

● 服药原则

　　细水长流不求全效，从小剂量开始、缓慢递增，以较小剂量获得较满意疗效。

● 服药方法

　　空腹服药（餐前 0.5 ～ 1 小时）。
　　忌与牛奶等蛋白含量高的食物同服，会影响吸收效果。

● 观察药物不良反应

　　遵医嘱准时服药，预防或减少"开 - 关"现象，剂末恶化现象。
　　胃肠不适、严重精神症状时遵医嘱停药或减药，以防意外。

注释

　　"开 - 关"现象：长期应用多巴胺制剂后出现的药效波动现象，症状在突然缓解（开期）与加重（关期）之间波动，一天中可反复迅速交替出现多次，这种变化速度可以非常快，并且是不可预测的，就像电源开 - 关一样。

　　剂末恶化现象：指药效维持时间越来越短，每次用药后期出现症状恶化。

5. 帕金森病的预防

避免危险因素

避免农药暴露　　　　　　远离毒品　　　　　　　　不酗酒

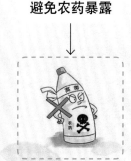　　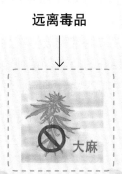　　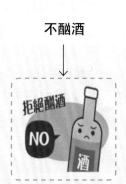

定期体检

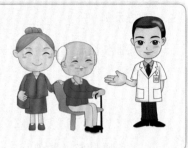

● 老年人要定期体检，尤其是对于有阳性家族史者及有关基因携带者要密切监督，加强健康教育。

● 发现老年人有上肢震颤、手抖、动作迟缓等帕金森病先期征兆时，应及时就诊，争取早诊断、早治疗。

健康饮食

● 多食新鲜蔬菜水果、补充水分及各类维生素。
● 预防便秘。

● 采用高蛋白、低脂肪、富含纤维的食物。

积极开展文体活动

体育活动

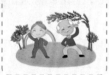

娱乐活动

居家指导

● 对自身疾病有正确的认识，遵医嘱定时定量服用药物。
● 做好安全防护，防跌倒、误吸、自伤（如烫伤、划伤）的发生。
● 规律饮食、以高热量、高蛋白、高维生素、粗纤维饮食或糊状的食物为主，多食新鲜蔬菜水果，不酗酒。
● 多运动，预防和推迟关节僵直及肢体挛缩。
● 培养兴趣爱好，保持良好的心态，精神愉悦，情绪稳定。
● 如遇天气变化，及时增减衣物，预防感冒。
● 定期到医院复查。

（王锦玲　康丰娟）

五、椎基底动脉供血不足

1. 什么是椎基底动脉供血不足？

椎基底动脉供血不足（VBI）是指各种原因引起的椎基底动脉狭窄（或闭塞）而出现临床上间歇性、反复发作性的一系列神经功能障碍的表现。

椎基底动脉供血不足主要病因为动脉粥样硬化，其次为颈椎病、高血压或低血压等。

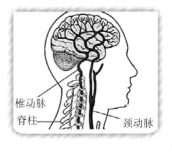

病变特点

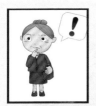

多见于老年人，以女性居多

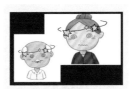

以眩晕、恶心呕吐、行走不稳、视物模糊为主要表现

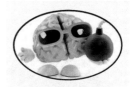

常反复发作，最终可形成脑梗死

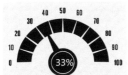

积极控制危险因素可逐渐停止发作

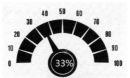

及时治疗，避免诱因，逐渐减少发作

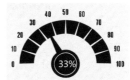

若反复发作，发展为脑梗死

鉴别要点

梅尼埃病

• 以发作性眩晕、波动性耳聋、耳鸣为三个主要特征。发作持续数小时或数天，与颈部活动无关。

脑干或小脑梗死

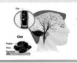

- 突发眩晕、恶心、呕吐、吞咽困难、共济失调、半身瘫等，持续时间长，CT 或 MRI 可确诊。

良性发作性位置性眩晕

- 眩晕发作与位置密切相关，当呈某一特殊头位时，突发中度眩晕，恶心、呕吐较少见。

2. 导致椎基底动脉供血不足的因素

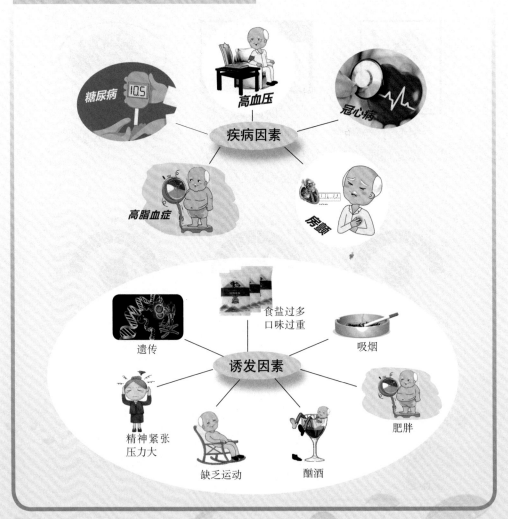

3. 椎基底动脉供血不足的表现

前庭系统症状

今天你晕了没有?

- 眩晕为常见症状,多为旋转性眩晕,因体位变化诱发,呈发作性。
- 多无耳鸣及听力下降。

大脑症状

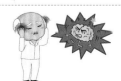

- 头痛为常见症状,跳痛,多位于枕部,弯腰或憋气时加重。
- 常伴有晕厥、跌倒、言语含糊。

视觉症状

- 脑干及大脑缺血可引起视物模糊、复视。
- 单眼及双眼同侧视力缺损,出现黑矇,甚至失明。

锥体束症状

麻木

- 出现面部及四肢麻木,感觉异常。
- 运动欠灵活,颈部不适等。

4. 椎基底动脉供血不足的治疗

选择专科医院

选择具有神经专科和神经急诊科室的医院就诊。

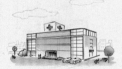

寻找合适交通工具

减少送医途中震动和颠簸,搬动时避免突然改变体位和过度扭转颈部。

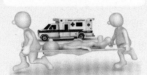

加强看护,谨防跌倒

及时清除口腔异物,防止误吸入气道;贴身陪护,严防摔伤。

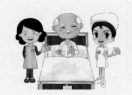

病因治疗	营养神经	对症治疗
针对高血压、糖尿病、高脂血症等诱发因素。	改善脑部血液供应和脑细胞代谢。	减轻发作时的症状。

药物使用

● 降压药的使用

伲福达、倍他乐克、络活喜、蒙诺片等。

按时、按量，严格遵医嘱服药。

服药时间：饭后服用。

注意事项：定时测量血压，> 140/90mmHg 且出现头晕等症状时，应及时就医。

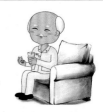

● 降糖药的使用

二甲双胍、阿卡波糖等。

服药时间：谨遵医嘱。

注意事项：定时监测血糖，食欲欠佳时暂停服用，及时就医。

● 降脂药的使用

立普妥、舒降之、辛可等。

服药时间：宜在睡前服用。

注意事项：定期复查肝肾功能。

● 营养脑神经改善脑缺血药物

口服用药：银杏叶提取物、甲钴胺、奥拉西坦等。

注意事项：谨遵医嘱，偶有过敏反应。

静脉用药：丁苯酞氯化钠注射液等。

用药疗程：14 天，或遵医嘱。

注意事项：缓慢静滴，偶有过敏反应。

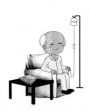

● 减轻症状药物

甲磺酸倍他司汀片。

口服剂量 6 ~ 12mg。

服药时间：饭后服用。

注意事项：消化道溃疡、哮喘患者慎用。

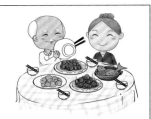

● 抗血小板聚集药物

阿司匹林肠溶片、波立维等。

服用前经专业评估，服用剂量谨遵医嘱。

服药时间：早饭后服用。

不良反应：胃溃疡、出血、服药期间应观察有无异常出血现象：
呕血、黑粪、牙龈出血、皮下淤血、流鼻血、咯血等。

肠溶片"五项注意"

- 注意服药时间　早晚服用没有区别，关键是坚持，长期使用。
- 注意药物相互作用　避免与其他抗血栓药或致消化性溃疡药合用。
- 药物不良反应　保护胃黏膜，预防胃肠出血并发症。
- 注意风险评估　服用和停用阿司匹林都必须经过专业医生的风险评估。
- 注意复查　服药前和服药期间，定期复查凝血指标。

5. 椎基底动脉供血不足的预防

健康饮食

适当摄入各种维生素及膳食纤维，多吃新鲜蔬菜、水果。	经常食用奶类、豆制品和少量坚果。血脂异常者可选用低脂、无糖奶粉。	深海鱼类富含不饱和脂肪酸等营养，对脑部保健大有裨益。	红葡萄酒有降低低密度脂肪酸的作用，适量饮用可以降低脑血管疾病风险。

规律生活

晒太阳，常运动

室外运动，阳光照射，
储存维 D，增强体质，
控制体重，调节血脂。

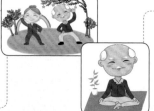

饭后息，静坐思

饭后休息，有助消化，
易于吸收，保养肠胃；
忙中偷闲，静坐沉思，
排除杂念，放松身心。

严戒烟，不酗酒

严格要求，戒烟限酒，
尤其注意，被动吸烟。

多饮水，肠胃动

主动饮水，少量多次；
纤维饮食，避免久坐，
腹部按摩，促进排便。

良好心态

保持健康心态，避免情绪激动，劳逸结合，勿喜勿悲，知足常乐。

定期体检

加强健康管理，每年至少做一次体检，急取疾病早发现、早诊断、早治疗。

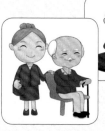

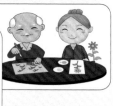

居家指导

● 保持心情愉快，充分享受生活带给您的快乐。

● 坚持适当的锻炼，活动时要有人陪伴，一切运动以"慢"为主，以防晕厥、跌倒。夜间起床如厕时，做到"三个半分钟"（清醒半分钟，坐起半分钟，站立半分钟）。

● 生活规律，注意休息，避免劳累及精神紧张，注意保暖，避免受凉。

● 饮食以高蛋白、易消化、低盐、低脂为主，多吃蔬菜，每日每餐控制入量，少食辛辣刺激性食物。

● 按时服药，定时测量血压、脉搏、呼吸，如有不适，及时就医，定期门诊复诊。

（王锦玲　康丰娟）

一、肾脏疾病常用检查

1. 尿液的检查

尿液形成

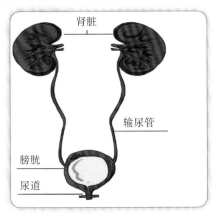
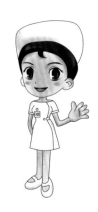

尿液检查重要性

尿液是机体内的重要排泄分泌物之一。	是反映肾脏器官发生病理变化的窗口。

尿液检查内容

● 尿色

正常尿液颜色

尿色异常原因

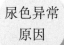
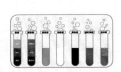

正常尿的颜色为淡黄透明，颜色主要来自尿色素，大量饮水稀释后可为无色透明，限水后颜色可加深。

尿成分异常时可表现出尿色异常，最先经肉眼发现，常是到医院就诊的直接原因。

● 尿常规

　　是肾脏或尿路疾病的首要项目，有助于医生发现肾脏疾病，是最普遍、最有诊断价值的检查之一。

● 尿液留取

　　尿常规检查时，用干燥清洁的专用容器留取新鲜尿液，不少于 10ml。因前段尿和后段尿容易被污染，因此，最好留取中段尿。2 小时内送检。

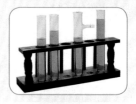

● 尿常规检查内容

- 颜色：正常尿液呈草黄色。
- 透明度：正常尿液是清晰透明的。
- 酸碱度：正常尿液呈弱酸性。
- 细胞学检查：正常人尿中可偶见红细胞、少数白细胞以及小圆形上皮细胞。
- 管型检查：正常尿液中没有管型，或偶见少数透明管型。
- 蛋白质检查：正常人每日排出比较少，常规定性检测为阴性。
- 比重检查：尿比重受年龄、饮水量和出汗的影响而有变化。
- 尿糖定性检查：正常的尿液中有微量葡萄糖，定性试验为阴性。

● 红细胞形态与计数检查

　　血尿是肾脏疾病常见的临床表现，如发现尿中红细胞数升高，应做尿红细胞形态学检查，可以帮助鉴别血尿的来源。

　　留取方法：新鲜晨尿 30 ～ 50ml，1 小时内送检，避免服用偏酸的食物和饮料，不得与尿渗透压同日留取。

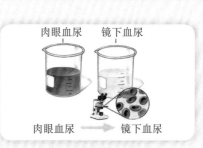

肉眼血尿　　镜下血尿

肉眼血尿　——→　镜下血尿

● 尿渗透压检查

尿渗透压可反映肾脏的浓缩稀释功能。

留取方法：前晚 18 时后限食、限水 12 小时，晨 6 时排尿弃去，7 时留取尿液 10ml 后，1 小时内送检。

升高见于高热、脱水、心功能不全、急性肾炎等；降低见于肾浓缩功能严重受损的疾病，如慢性肾盂肾炎、慢性肾衰竭、尿崩症等。

正常值参考范围：> 600mOsm/（kg·H_2O）

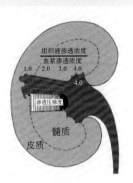

● 24 小时尿蛋白定量检查

正常人尿中蛋白含量甚微，尿蛋白的持续增多不仅是肾脏损害的标志，也是肾功能减退的标志。

留取方法：晨 6 时排尿弃去，自晨 6 时第二次尿液至次晨 6 时的尿液留入一容器内，记总量，摇匀后取 10ml 尿送检。

正常值≤ 150mg/24h。

当尿蛋白含量 > 150mg/24h，蛋白定性试验为阳性。

即称为蛋白尿。

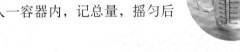

2. 血液检查

血液组成

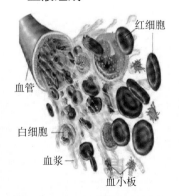

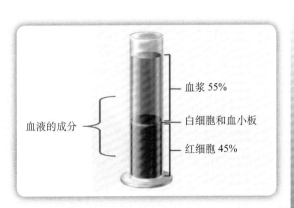

血常规检查 是最普遍、最基本的血液检查

- 白细胞计数（WBC）
  （参考值：4～10），（单位：10^9/L）
- 红细胞计数（RBC）
  （参考值：3.5～5.5)，（单位：10^{12}/L）
- 血红蛋白浓度（Hb）
  （参考值：120～160），（单位：g/L）

- 血小板计数（PLT）
  （参考值：100～300），（单位：10^9/L）
- 中性粒细胞计数（NEUT）
  （参考值：1.2～6.8)，（单位：10^9/L）
- 淋巴细胞计数（LY）
  （参考值：0.8～4.0)，（单位：10^9/L）

血生化检查：与肾脏功能有关的检查主要是尿素氮、尿酸和肌酐。

氨基酸代谢终产物之一，在一定程度上可反映肾功能的指标。
正常值：1.79～7.14mmol/L

尿素氮　尿酸

肌酐

有助于早期诊断肾脏病变。正常值：180～410μmol/L

可以反映肾脏功能受损情况。
正常值：男性：44.2～133μmol/L；
女性：70.7～106.1μmol/L

3. 肾图检查

用于诊断尿路梗阻、肾性高血压、肾实质性病变的功能估计。

是一种反映肾脏功能状态和尿路排泄通畅情况的检查。

静脉注射显影剂后，由肾图仪自动描记20分钟，得到左、右两肾放射强弱曲线图，即核素肾图，观察两肾功能情况。

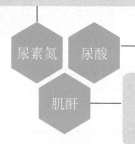

肾图

禁忌证　¹³¹I- 邻碘马尿酸钠药物过敏者。

检查前准备　检查当日患者可正常进食，检查前排空小便，喝300ml水。

4. 肾穿刺术

肾穿刺活组织检查是肾脏病临床诊断重要的检查项目。

为肾脏疾病提供病理诊断、明确疾病类型。

禁忌证　合并肾脏占位、出凝血机制障碍、孤立肾、肾动脉瘤、慢性肾功能不全、合并泌尿道疾病等。

适应证　肾病综合征、急进性肾炎综合征、急性肾衰竭、镜下血尿等。

检查方法　在肾脏取一小块肾组织送病理科检查。

注意事项

检查当日可以进餐，但不宜过饱。准备好饮水管、开水及一次性尿布，穿刺前排空大小便。

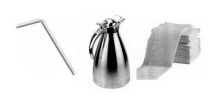

术后要压迫穿刺部位，仰卧6小时，注意观察前3次尿液颜色有无异常。

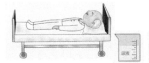

若尿色正常，血压平稳，6小时后可协助患者侧翻身。若为肉眼血尿，及时报告医生。

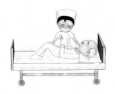

肉眼血尿

1周内患者可轻微活动，1个月内不做剧烈运动。

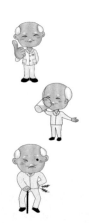

术后多饮水，以少量多次为宜，以免血块堵塞尿路。

出现腰痛与肾区疼痛应及时就医。

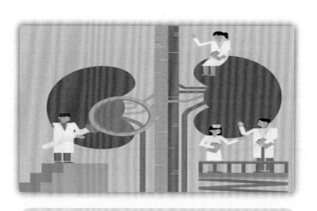

保护肾脏，从现在开始

（鲍莲华　张瑞芹　王志英）

二、急性肾损伤

1. 认识急性肾损伤

肾脏正常生理功能

肾脏位于腹膜后脊柱两旁，左、右各 1 个，形似蚕豆。

正常肾脏每个重 125 ～ 150g，长 10 ～ 12 厘米，宽 5 ～ 6 厘米，厚 3 ～ 4 厘米。

肾脏主要借助肾筋膜固定于腹后壁，右肾比左肾低 1 ～ 2 厘米。肾脏的内侧中部凹陷，称为肾门，肾脏的血管、神经、输尿管都从这里经过。

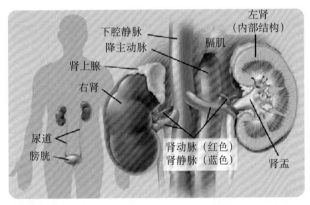

肾脏的结构

从肾表面往里，肾实质呈现分层结构，外层为皮质；内层为髓质。

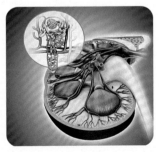

肾脏功能

肾脏最重要功能是通过尿的生成，维持水平衡，排出废物、毒物，维持体内的酸碱平衡，维持电解质平衡。

此外，还有内分泌功能：主要是分泌多种生物活性物质（主要有肾素、红细胞生成素、高活性的维生素 D_3 等）。

急性肾损伤概念

国际肾脏病和急救医学界将急性衰竭（Acute Renal Failure，ARF）改为急性肾损伤（Acute Kidney Injury，AKI）：

● 现 AKI 覆盖的肾损伤包括肾小球滤过率（glomerular filtration rate，GFR）正常伴肾脏损伤的标志物改变，GFR 开始下降和 GFR 明显异常。这样更改的意义主要为了利于早期识别和及时干预。

● 急性肾损伤（AKI）是指由多种病因引起短时间（数小时至数天）内肾功能突然下降而出现的以水、电解质和酸碱平衡失调及以含氮废物蓄积为主要特征的一组临床综合征。

● 其中肾小球滤过功能是肾脏最重要的功能之一，主要指标是肾小球滤过率（GFR）。

GFR 指单位时间内（分钟）从双肾滤过生成的原尿毫升数。

2. 急性肾损伤的病因

● 肾小球肾炎合并 AKI
● 急性间质性肾炎
● 急性肾小管坏死
● 肾血管性 AKI 急性肾梗死、急性肾静脉血栓。
● 其他 急性肾皮质坏死、急性肾乳头坏死、急性肾小管梗阻。

● 有效血容量不足或肾脏灌注减少，占住院患者 AKI 病因的 1/3。

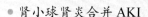

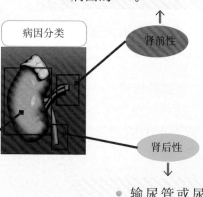

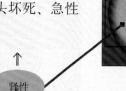

病因分类

肾前性

肾后性

肾性

↑

↓

↑

● 输尿管或尿道的梗阻、肿瘤、结石、炎症、增生。

3. 急性肾损伤的表现

根据 2012 年改善全球肾脏病预后组织（KDIGO）发布的 AKI 临床实践指南，符合以下情形之一即可诊断 AKI：

- 48 小时 Scr 升高 ≥ 26.5μmol/L(0.3mg/dl)；
- Scr 升高超过基础值 1.5 倍及以上，同时明确或推断上述情况发生在 7 天内；
- 尿量减少 < 0.5ml/(kg·h)，持续 6 小时以上。

临床分期

| 少尿或无尿期 | 多尿期 | 恢复期 |

临床症状

- 肾功能严重减退时可出现乏力、食欲缺乏、恶心、呕吐。
- 贫血、出血倾向。
- 尿量减少、水肿、高血压、急性左心衰竭、心包炎、水及电解质紊乱。
- 酸碱失衡、感染、肾性脑病。

乏力

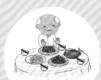

食欲缺乏

恶心

检查可出现氮质血症、水中毒、高钾血症、代谢性酸中毒、高磷血症、低钙血症、低钠低氯血症和心律失常。

4.急性肾损伤的治疗

急性肾损伤虽然是一种比较严重的肾脏疾病，但如果治疗及时，患者可以痊愈。

早期干预、尽早纠正可逆的病因。

肾脏替代治疗：治疗指征为肾功能减退至不能满足机体基本生理需要，可明显改善 AKI 预后。

保持有效肾脏灌注，有效控制感染。

治疗措施

维持水、电解质、酸碱平衡和内环境的稳定。

保证足够的营养。

积极治疗原发疾病，根据肾功能水平，调整药物剂量。

血液透析的治疗作用

血液透析为急性肾损伤患者完全或部分恢复肾功能创造了条件。

血液经过透析器的半透膜，清除体内代谢废物或毒素，纠正水、电解质和酸碱失衡，使机体内环境接近正常。

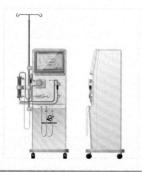

5.急性肾损伤自我管理

少尿期

● 保持良好的心理状态，听从医护人员的疏导，消除紧张情绪，积极配合治疗，增强与疾病做斗争的信心。

● 绝对卧床休息以降低新陈代谢，减轻肾脏负担。

● 饮食：尽量利用胃肠道补充营养，高热量、低蛋白饮食。

● 维护体液平衡：准确记录 24 小时出入量，每日测体重，以了解水分潴留情况。

● 预防感染。保持口腔卫生，保持皮肤清洁完整。

多尿期

- 可逐渐增加活动量，以不感到疲劳为宜。
- 准确记录 24 小时出入量，适量补充液体，保持液体出入平衡。
- 给予高糖、高维生素、高热量饮食。
- 增加机体抵抗力，保持个人卫生，预防感染。

居家注意事项

- 感冒、发热时不要乱投医，不要自行服药。
- 服用某种药物后出现尿量明显减少，或全身皮疹、发热、皮肤发痒、尿色发红等表现时，立即停药，及时就诊。
- 慎用对肾脏有损害的药物。
- 急性肾损伤恢复后，每年定期行肾功能和尿液检查，监测血压，因为部分患者会遗留慢性肾脏损害。

保护肾脏，重在预防

（鲍莲华　张瑞芹　王志英）

三、慢性肾脏病

1. 什么是慢性肾脏病?

慢性肾脏病（Chronic Kidney Disease，CKD）是指对健康产生影响的肾脏结构或功能异常，病程 > 3 个月。

慢性肾衰竭

● 慢性肾脏病缓慢进展可引起慢性肾衰竭

慢性肾衰竭晚期称之为尿毒症（终末期肾病），是指多种慢性肾脏病进行性进展引起肾单位和肾功能不可逆的丧失，导致以代谢产物和毒物潴留，水、电解质和酸碱平衡紊乱以及内分泌失调为特征的全身多系统、多器官受累的临床综合征。

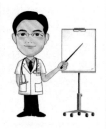

慢性肾衰竭的分期

CKD 的分期	1 期	2 期 轻度异常	3 期 中度异常	4 期 重度异常	5 期 肾功能衰竭
肾小球滤过率 [ml/(min·1.73m^2)]	≥ 90	60 ~ 89	30 ~ 59	15 ~ 29	0 ~ 14
相当于正常肾功能的程度（%）	100%	50% ~ 100%	30% ~ 50%	10% ~ 30%	< 10%
临床症状	可有泡沫尿、血尿、血压上升	夜尿次数增多，血压上升，贫血	易疲劳，出现水肿	食欲下降，恶心，胸闷，尿量减少
建议	及早到肾内科就诊，改善生活方式	饮食疗法，必要时药物治疗	药物疗法，继续饮食治疗，接受透析前咨询教育	透析疗法（腹透、血透），肾移植

2. 慢性肾脏病的病因

● 肾脏本身的疾病

如慢性肾小球肾炎、肾小管间质性肾病，在我国，慢性肾小球肾炎是慢性肾功能不全的第一位原因。

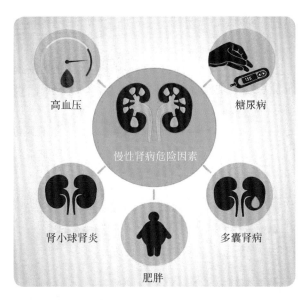

● 全身性疾病或代谢性疾病

如高血压、糖尿病也会损伤你的肾脏，缓慢地出现肾功能减退直至衰竭。

● 其他

有些患者由于患病时没有症状，就诊时已是肾衰竭晚期，此时双肾已经萎缩，往往无法确定其病因。

病理变化

> 许多肾单位被破坏了，那么剩余肾单位的工作负担就重了，时间长了这些好的肾单位也会因疲惫不堪而衰竭，形成恶性循环，肾功能就会不断恶化。
>
> 在肾脏损害过程中，还会激活体内的血管紧张素Ⅱ，该物质可以引起全身血管及肾小球毛细血管的压力增高，使过多的蛋白从肾小球中滤出。
>
> 同时体内许多炎症因子、纤维化因子等表达增加，最终导致肾小球硬化和肾脏纤维化的发生。

3. 慢性肾脏病的表现

水、电解质及酸碱平衡素乱
高血钾、水肿、代谢性酸中毒。

代谢紊乱
蛋白质、糖类、脂肪、维生素的代谢紊乱,营养不良。

心血管系统表现
心悸、高血压、心力衰竭。

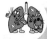**呼吸系统表现**
呼吸困难。

血液系统表现
贫血。

胃肠道症状
食欲差、晨起恶心呕吐、自觉口中有异味。

神经肌肉系统症状
无力、神情萎靡、精神异常、皮肤瘙痒。

内分泌功能素乱
继发性甲状旁腺功能亢进。

骨骼病变
骨痛、关节酸痛、肌肉无力、震颤。

4. 慢性肾脏病的治疗

一体化治疗
- 治疗原发疾病和加重因素
- 营养治疗 高热量、优质低蛋白。
- 治疗并发症 控制血压、治疗贫血、纠正水电解质和酸碱平衡紊乱、防治心力衰竭、控制感染。
- 促进尿毒症性毒物的肠道排泄 氧化淀粉冲服等。
- 替代治疗 促使代谢产物排泄,包括血液透析、腹膜透析及肾移植等。

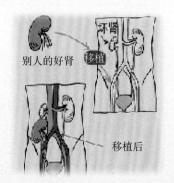

别人的好肾
移植
移植后

5.慢性肾脏病自我管理

自护要点

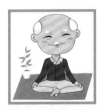

调整心态很重要，早期治疗防发展

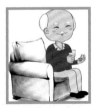

要把血压、血糖控制好

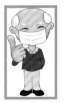

防止感染要牢记

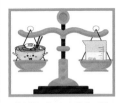

保持出入平衡很关键

准确记录出入量

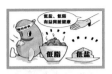

日常饮食要合理

遵医嘱合理用药，观察药物反应

居家注意事项

正确对待疾病，体现自身价值。

● 用药注意事项　观察用药后不良反应及疗效。

● 预防感染　特别要注意防止呼吸道感染，有感染的征象及时就医。

● 皮肤黏膜护理　每日用温水清洗后涂抹止痒剂，勿用力搔抓皮肤。

● 饮食指导　优质蛋白饮食，如鸡蛋、牛奶、瘦肉等。慢性肾功能不全患者虽然要限制蛋白质的量，同时也要注重多补充优质蛋白。

● 监测　定期测量体重，观察化验指标。

（张瑞芹　王志英）

137

四、腹膜透析

1. 什么是腹膜透析？

腹膜透析（peritoneal dialysis，PD）是利用人体自身的腹膜作为透析膜的一种透析方式。向腹腔内注入透析液，使腹腔内的腹透液和腹膜毛细血管内的血液之间进行水和溶质转运与交换的过程。

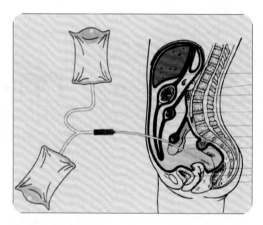

腹膜透析代替了无法再工作的肾脏

腹膜透析的原理

透析液中含有葡萄糖，（高渗）血液中多余的水分（相对低渗）会通过腹膜进入到腹透液中。

葡萄糖可以吸引出液体（像磁铁一样），所以多余的水分会流进透析液中。

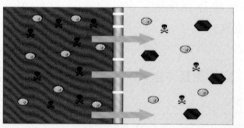

渗透过程

渗透作用是很自然的过程，患者无异常感觉。

腹膜在透析中的角色

腹膜像是咖啡机上的滤网，又像站岗的卫兵，把身体内有害的东西赶出去，把好的东西留下来。

138

腹膜透析的优点

- 对残余肾功能的保护优于血液透析。

- 血压及液体控制优于血液透析，有利于心血管系统功能的稳定。

- 生活质量较高，清除中分子毒素效果好。

- 过程简单、操作方便。

- 减少了交叉感染的危险，纠正贫血效果好。

- 节省医疗费用，减少家庭及社会负担。

2. 掌握腹膜透析的时间

一旦确诊为尿毒症就应该做好透析的准备，做好行肾脏替代治疗方式的选择，包括血液透析、腹膜透析、肾移植。

透析的合适时机为尿毒症全身并发症尚未出现时，最佳时间：

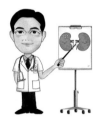

- 血红蛋白 ≥ 8.0g/dl；
- 无尿毒症心脏病；
- 无出血倾向；
- 无营养不良。

3. 腹膜透析的适应证和禁忌证

适应证

- 大于 65 岁的老年人。
- 原有心血管疾病或心血管不稳定的患者。
- 糖尿病患者。
- 儿童。
- 反复血管造瘘失败者。
- 有明显出血倾向者。

禁忌证

- 广泛腹膜粘连。

- 腹腔内弥散性恶性肿瘤。

- 腹腔内脏外伤、腹部大手术早期。

- 严重肺部病变伴肺功能不全、妊娠。

- 腹壁广泛感染。

4.腹膜透析的方法

腹膜透析前准备

腹透治疗前，首先需要建立一个安全的通路来进行液体交换。需要做一个外科小手术，把一条被称为"腹透管"的柔软、可弯曲的管子插入腹腔。管子的一端留在腹腔里，中间一段埋在皮下，另一端留在腹壁外面。一定要保护好这条腹透管，这是患者的生命线！

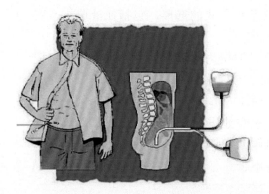

腹透装置

腹透管

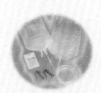

腹透液双联系统

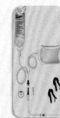

腹膜透析机

腹透操作方法

引流	灌入	完成换液	留腹
将旧液引出	灌入新鲜透析液	完成液体交换的 丢弃透析管路	将透析液留在腹中

5. 腹膜透析的注意事项

操作环境的准备

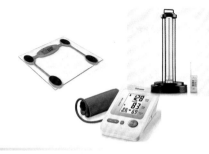

- 清洁、通风、采光好的独立房间
- 紫外线灯消毒
- 体重秤和液体秤、血压计、恒温箱
- 自来水洗手池和可冲洗的下水池

居家腹膜透析的自我管理

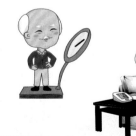

- 体重的记录

每日晨起换液前后进行体重的测量，测量时间要相同，更换衣物时加或减重量。

- 每日定时测量血压

活动后需休息 15 分钟后再进行测量。

居家腹膜透析

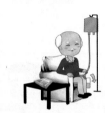

- 观察透析液的情况

透析后排出的透析液应该是淡黄色或黄色、透亮、无浑浊，一旦出现异常及时就医。同时一定要留出充足时间，按照医师的要求，保证每天的腹膜透析时间，不增减透析次数。

● 控制个人休息和活动

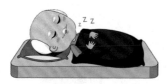

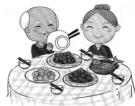

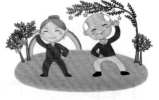

按时睡觉、起床、吃饭、吃药，养成良好的生活规律。

适当进行户外运动，如散步、太极拳等。

● 外出时的腹膜透析

当您在朋友家里、工作单位或外出度假，事先选择换液的地方，同时要牢记上述原则。

在其他地方更换透析液时注意：清洁干燥、远离通风口；光线充足；周围无宠物；关上房门，保持安静。

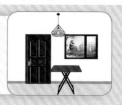

● 隧道口感染的信号

"隧道口"即"出口"，是指导管从皮肤上出来的地方。

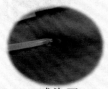

感染了

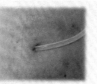

正常

● 导管出口处周围发红
● 肿胀
● 触摸时会疼痛
● 导管出口处有脓性分泌物

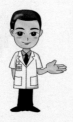

提醒

如果腹膜炎反复发生，腹膜会逐渐变厚变硬，最终无法再清除代谢废物和水分。

隧道口预防污染的换药5原则

- 接触导管之前，一定要洗手。
- 时刻将导管固定在皮肤上。
- 不要拉扯、扭转或压迫你的导管。
- 绝对不可在导管周围使用剪刀。
- 严格无菌操作，进行导管和出口处的护理。

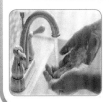 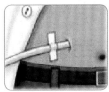 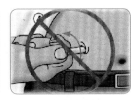 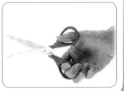

（张瑞芹　张　洁）

五、血液透析

1. 什么是血液透析?

　　血液透析简称血透是将患者动脉血或静脉血连续从体内引出，导入并流经血液透析器（又称人工肾）。

　　血液和透析液在透析器中进行物质交换，排除身体内的毒素，再将净化后的血液输回体内的治疗方法。

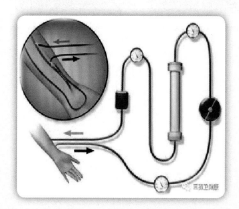

　　血液透析部分替代了患者不能工作的肾脏。

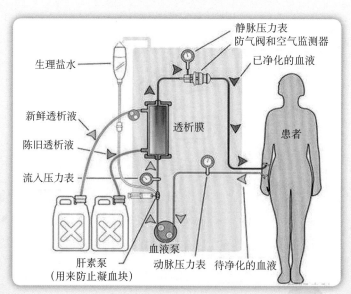

血液透析适应证

总的来说有四类患者

- 慢性肾衰竭（也就是通常所说的尿毒症）

- 急性肾衰竭
- 药物及中毒

- 其他疾病，如肝硬化顽固性腹水

2. 血液透析开始的时间

当符合血液透析治疗适应证的患者，满足以下治疗指征与时机时，医生要建议患者开始血液透析治疗。

- 血肌酐 > 707.2μmol/L

- 尿素氮 > 28.6mmol/L（80mg/dl）

- 药物过量或毒物中毒

- 电解质紊乱及严重的水钠潴留

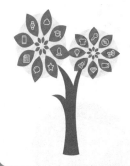

有人问，一旦开始血液透析，就意味着终身都要透析吗？这个不能一概而论。不同的疾病，不同的阶段要区别对待，如果肾功能是可逆性损害，肾功能逐渐恢复后可停止血透。如果肾功能是不可逆性损害，就需要长期维持血液透析。

3. 血液透析清除体内毒素的原理

血液透析装置

透析器

透析液

透析管路

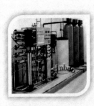
水处理系统

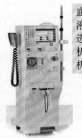
血液透析机

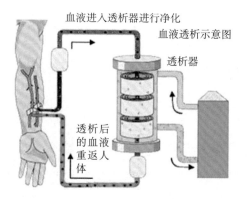

血液进入透析器进行净化

血液透析示意图

透析器

透析后的血液重返人体

透析器简介

透析器（俗称人工肾）是血液透析的主要部分。是由 8000 ～ 15 000 根毛细血管样的空心纤维管构成，每根空心纤维管壁就是透析膜，空心纤维捆为一束，外有透明的封装外壳。透析器上下各有四个管口，分别是血液与透析液的进口和出口。

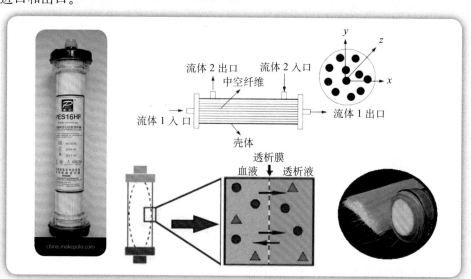

流体 2 出口　流体 2 入口

中空纤维

流体 1 入口　　　　　　流体 1 出口

壳体

透析膜

血液　透析液

血液透析工作原理

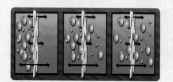

依靠浓度梯度差进行的物质转运。

弥散　对流

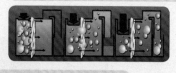

依靠压力作用清除毒素。

吸附

透析膜对血液内某些蛋白质、激素、毒素和药物具有吸附作用。

4. 血液透析的血管通路种类

血管通路的建立

血液透析时，人体的血液需迅速引出体外进入透析器，经洗净后流回体内。浅部静脉虽容易穿刺，但血流速度太慢，血流量难以达到透析要求；粗大的中心静脉或动脉的血流量大，可以满足血透要求。按此要求建立一条专门为透析用的血管通路，就称血液通路。

分类

- 临时性血管通路
- 永久性血管通路（就是我们说的动 - 静脉内瘘）
- 移植动 - 静脉内瘘

血管通路是血液透析患者的生命线，是贯穿治疗全过程的关键。

指能迅速建立，立即使用的血管通路。

临时性血管通路

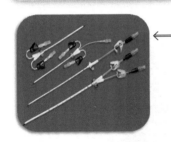

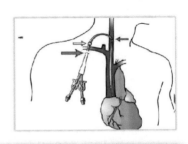

置管时医生会首选颈内静脉进行穿刺置管，并发症少。

永久性血管通路（动 - 静脉内瘘）

动 - 静脉内瘘成熟一般需要 3～6 个月。

动 - 静脉内瘘 (AVF) 即通过手术将动脉和静脉永久性地连接后，使静脉扩张，管壁肥厚，可耐受穿刺针的反复穿刺。

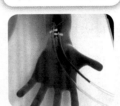

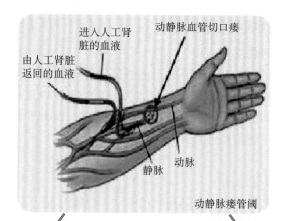

理想的动-静脉内瘘不会妨碍正常活动，而且也不影响美观，并发症少，使用寿命长。

做好内瘘手术后，瘘侧肢体不要受压。如果身体状况不错，第 7 天就可以开始进行瘘侧肢体的锻炼了。

移植动-静脉内瘘

↓

是指由其他血管替代物建立的动-静脉内瘘

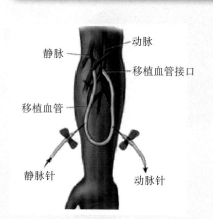

5. 血液透析的自我管理

血液透析饮食

维持性血液透析的患者，要补充足量的蛋白质和热量。蛋白质摄入量为1.2g/（kg·d）。

血透病人饮食原则：三高四低

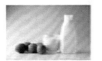

优质高蛋白　　　　高热量　　　　高钙

低盐　　　低钾　　　低磷　　　低脂肪及水分

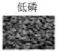

体重控制

- 水摄入量必须严格限制，以透析间期体重增加不超过 2kg 为宜。
- 为减轻渴感，可采用少量多次饮水等措施。
- 每日测量体重，根据体重调节入量。
- 有残余尿应者需准确记录 24 小时尿量。

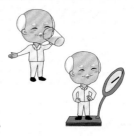

体育锻炼

- 首先，选择适宜的天气进行运动，其次，要在自我感觉良好时运动；再次，空腹时不要做运动，饭后 2 小时再做运动，最好有人陪伴。
- 运动应该循序渐进，逐步适应，多做有氧运动，如行走、骑自行车、体操、游泳等。感觉不适，立即中止。

保持乐观心态

- 以积极向上的心态正确对待疾病，增强对医护的信任，配合治疗。
- 慢性肾衰竭虽不能治愈，但进行正常日常活动和社交活动是完全可以做到的，要增强自信、保持乐观。

皮肤瘙痒处理

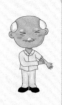

- 透析后体内代谢发生紊乱，一些物质在皮肤内含量增多，从而使皮肤感觉瘙痒。
- 禁止抓、挠，防感染。
- 通过晒太阳或紫外线照射以及规律、强化、有效透析可缓解症状。

维护临时性血管通路

- 常规隔日要换药、封管一次，防止导管感染。
- 在家期间注意保持导管清洁、干燥，洗头洗澡时可用敷料密闭遮盖，避免淋湿导管。
- 勿拖拉导管以免脱出造成出血，如不慎脱出，请立即用纱布压迫止血并及时就医。

保护动 - 静脉内瘘

- 保持局部清洁，以预防感染。瘘侧肢体勿提重物、勿穿太紧衣服或包扎过紧。
- 动静脉瘘管上肢禁止受压、输液、测血压。
- 瘘侧上肢适当做一些健瘘操，如屈肘、握拳等较缓和的运动。
- 如果吻合口疼痛，瘘管的搏动、震颤及杂音减弱或消失，提示瘘管堵塞，应尽快与医生联系以及时处理。

（张瑞芹　张　洁）

一、肺 癌

1. 什么是肺癌？

肺癌是生长在肺或支气管的恶性肿瘤。

肿瘤的上皮细胞呈现不正常生长，无限增生，并可向四周甚至全身扩散。

肺癌是全球发病率最高、死亡率最高的癌症之一。

在我国肺癌发病率、死亡率也居首位。

每年新发病例约 73.3 万，死亡病例约 59.1 万。

我国的肺癌治愈率仅为 30% 左右。

男性肿瘤排名	1 肺癌	2 胃癌
女性肿瘤排名	1 乳腺癌	2 肺癌

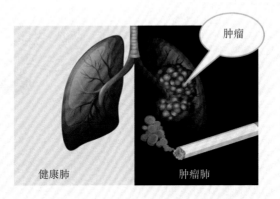

健康肺　　　　　　肿瘤肺

肺癌分类

● 小细胞肺癌

占 12% ～ 15%。

生长迅速，很快就会通过淋巴或血液，转移到肝、脑等器官。

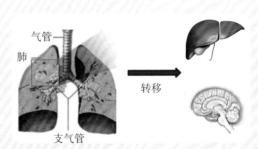

气管

肺

转移

支气管

● 非小细胞肺癌

占 85% ～ 88%。

生长较慢，转移较慢，可再分为腺癌、鳞状细胞癌、大细胞癌。

鳞状细胞癌	大细胞癌	腺癌
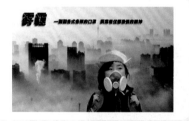		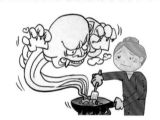

2.肺癌的高危人群

高危人群一：捂脸族	高危人群二：油腻族
特征：长期遭受大气污染	特征：常年暴露在厨房油烟里

高危人群三：烟熏族
特征：长期吸烟或被动吸烟

肺癌

死亡人数、发病率均居我国第 1 位

50 岁以上
吸烟指数（每天吸烟支数 × 吸烟年数）超过 400
推荐：每年一次低剂量螺旋 CT

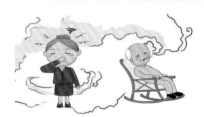

高危人群四：生气族

特征：爱生闷气。

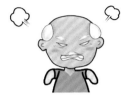

高危人群五：除醛族

特征：遭受装修材料污染。

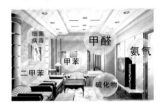

高危人群六：肺部慢病族

特征：有肺结核、慢阻肺等病史。

3.肺癌的表现

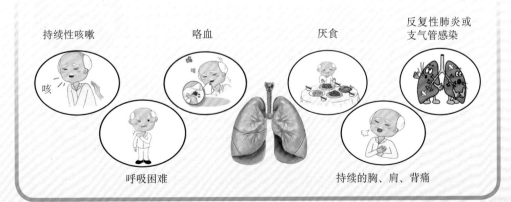

持续性咳嗽

咯血

厌食

反复性肺炎或支气管感染

呼吸困难

持续的胸、肩、背痛

4. 肺癌的治疗

手术治疗

是肺癌首选的治疗方法，也是唯一能使肺癌治愈的方法，适于早中期且身体较好患者。

化疗

是肺癌的主要治疗方法，90%以上的肺癌需要接受化疗治疗，分治疗性化疗和辅助性化疗。

放疗

对小细胞肺癌疗效最佳。放疗照射区包括原发灶及淋巴转移的纵隔区，一般联合化疗。

靶向治疗

对特定基因突变患者有效，代表药吉非替尼、厄洛替尼、西妥昔单抗、贝伐单抗。

免疫治疗

是肿瘤研究领域最具革命性的进展，代表药单克隆抗体 Nivolumab 与 Pembrolizumab。

5. 肺癌的预防

坚决戒烟

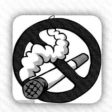

- 清理身边的烟草产品和吸烟用具——不要留后路。
- 烟瘾强烈时，可以喝水、吃零食，让手和嘴忙起来。
- 延迟吸烟，想吸烟时，告诉自己等 10 分钟。
- 重复深呼吸，也有缓解烟瘾的作用。

重视室内环保

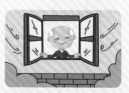

- 远离二手烟。
- 炒菜时使用抽油烟机，并定期清理。
- 多给室内通风，不要长时间待在地下室或不通风的室内。
- 选用大理石、花岗岩和陶瓷等室内装潢材料时，尽量选择合格产品。

做好大气污染防护

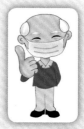

- 在严重大气污染的天气，需适当加强呼吸道的防护。
- 增加绿色蔬菜摄入。

养成健康生活方式

- 生活规律，心情愉快，劳逸结合，锻炼身体。
- 饮食上增加食物中蔬菜、水果的摄入量。

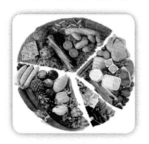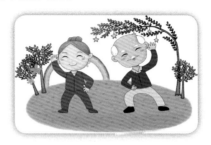

关注肺癌信号

- 刺激性咳嗽。突然出现刺激性咳嗽，治疗超 2 周未好转。
- 声音嘶哑。嘶哑常突然发生，进展迅速，甚至完全失声，同时伴胸痛等症状。
- 痰中带血，痰有血丝或血块，常为持续性或间断出现。
- 发热。一般在 38℃ 左右，经抗感染治疗易退热。
- 不明原因、反复发作的肺炎。这是老年人最容易忽略的肺癌早期症状，短暂治愈后，仍反复发生。

定期筛查

55～74 岁；烟龄 > 20 年，> 20 支 / 天；正在吸烟或戒烟不到 15 年；满足以上三个条件的人，建议每年一次低剂量胸部 CT，进行筛查。

提醒

- 吸烟和肺癌明确相关。吸烟量越大，年限越长，烟龄开始越早，肺癌死亡率越高。
- 目前，肺癌最佳治疗方案是手术治疗，不能手术的患者可以吃药，但吃药不是治疗肺癌最佳手段。
- 肺癌有遗传倾向，但不是遗传性疾病。痰中癌细胞失去特定营养环境会坏死，因此不会传染。
- 早期肺癌可以根治，关键是尽量早发现。

6.居家指导

心理及情绪

- 保持良好心态，树立信心，积极配合治疗。
- 改善不良情绪，放松身心，培养有益健康的爱好。

饮食指导

● 注意营养，饮食调节，设法增加食欲。

● 饮食多样化。

症状护理及治疗指导

● 咳嗽及咳痰，主要指导患者进行排痰训练，鼓励患者排痰，若痰液黏稠，可服用祛痰药物或者家中雾化治疗。

● 便秘。主要指导患者增加纤维素及液体的摄入。

● 按时治疗，定期复查。主要按原来的治疗计划，遵医嘱按时、按量、按序服药，注意病情变化，定期复查。

● 预防并发症。需重视呼吸道的保养，注意气候，避免感冒，出现呼吸道、胃肠道感染时及时就医。

带 PICC 或输液港的指导

● 告知患者及其家属导管维护周期，及时来院维护。

● 嘱患者置管侧肢体适当活动，不要剧烈活动，避免提重物。

● 发现异常及时就医处理。

（杨　丽　孟晓敏　胡梦梦）

二、胃 癌

1. 什么是胃癌?

胃癌指源于胃黏膜上皮细胞的恶性肿瘤。

发病率和病死率在恶性肿瘤中位居第二。早期诊断率低（10%），但早期胃癌手术后 5 年生存率可达到 90%～95%，而中晚期 5 年存活率仅 7%～34%。

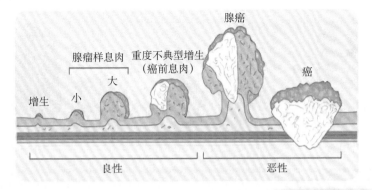

我国是胃癌的高发病、高死亡地区，占全球发病人数的 47%，发病率随年龄的增长而升高，55～70 岁为高发年龄；男性胃癌的发病率和死亡率高于女性，男女之比约 为 2∶1。

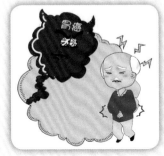

发病率在不同地区差异很大，北方地区的甘肃、宁夏、青海及东北等地高发，湖南、广西、广东以及云南、贵州、四川发病率较低。

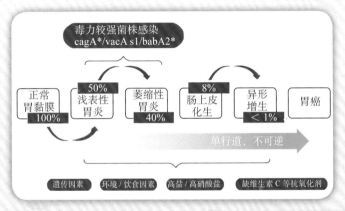

2. 可导致胃癌的因素

尤其是老年男性更应关注胃部疾病。

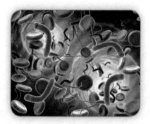

幽门螺杆菌感染

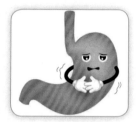

胃炎、息肉病史

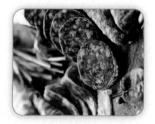

喜爱腌制食品

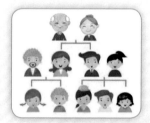

家族遗传史

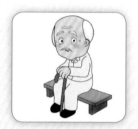

50 岁以上男性

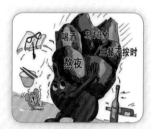

作息不规律

3. 胃癌的早期表现

胃癌早期症状不明显，因此很难诊断，但仍有蛛丝马迹可循。

早期症状

上腹部疼痛	乏力、消瘦	上腹部不适
开始为间歇性的隐隐作痛，常诊断为胃炎或胃溃疡。	常常因食欲减退、消化道失血而出现疲乏软弱表现。	多为饱胀感或烧灼感，可暂时缓解，反复出现，可伴有呕吐现象。

食欲减退	黑粪
表现为食后饱胀感，并主动限制饮食，常伴反复嗳气等消化不良表现。	如没有食用血制品等食物，出现大量黑粪时应警惕。

4. 胃癌的治疗

早期诊断

● 胃镜检查

早　期 $\longrightarrow$ 进展期

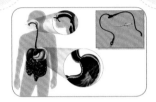

镜下病灶小，亚甲蓝可使病灶处着色。

镜下病灶处可有凹凸不平、糜烂、结节等，活检时易出血。

手术治疗	● 根治性手术　经腹、腹腔镜下、机器人辅助根治术。 ● 姑息性手术　改善症状。
内镜治疗	● 内镜下黏膜切除术　适用于肿瘤未侵犯黏膜下层，无远处转移。
药物治疗	● 化疗　术前辅助和术后延缓病情。 ● 靶向治疗 ● 免疫治疗

胃癌治疗新方法

● 用自身的细胞治疗自身疾病

主要是 PD-1 免疫疗法。基于人体免疫系统中，有对肿瘤细胞具有很好地识别和抑制作用的免疫细胞，通过增强这种免疫细胞识别癌细胞能力，达到灭杀肿瘤的更好效果。

● 基因检测显示表达 PD-L1。

● 复发性局部晚期或已有转移。

● 使用二线或三线治疗方案出现进展。

不良反应

● 皮肤毒性　皮炎、大疱性皮肤病等。

● 胃肠道毒性　结肠炎、肝炎等。

● 内分泌不良反应　甲状腺功能减退、甲状腺功能亢进、肾上腺皮质功能不全、糖尿病等。

● 骨骼肌肉不良反应　关节炎、肌炎等。

- 肾脏不良反应 肾炎。
- 神经系统不良反应 重症肌无力等。

不良反应的处理

不良反应分级	处 理
1 级毒性反应	在密切监测下继续治疗，但神经及一些血液系统毒性反应除外。
2 级毒性反应	应停止治疗，直到症状和（或）实验室指标恢复到1 级或更低水平可给予糖皮质激素。
3 级毒性反应	应停止治疗。 开始使用高剂量糖皮质激素。
4 级毒性反应	一般意味着永久停止治疗。

5. 胃癌的预防

改变生活习惯

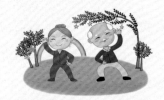

- 科学饮食
- 适当运动
- 根除幽门螺杆菌感染
- 定期进行胃癌早期筛查

饮食做到"温、软、素、淡、鲜"

温	饮食的温度应"不烫不凉"。
软	胃肠负担最小的食物是富含淀粉的细腻食物，如山药泥、芋头泥、土豆泥、小米粥等。
素	以五谷杂粮、水果蔬菜、豆制品等素食为主，肉类为辅。
淡	少脂、少盐，不吃煎炸熏烤和口感腻的炒菜，烹调方式尽量用蒸、煮、炖等，避免辛辣刺激。
鲜	保证食材新鲜，少吃或不吃腌菜，不吃霉变食物。

宜多食的食物

 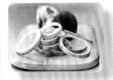 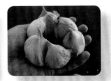 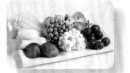

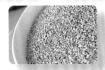 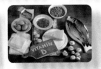 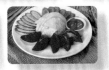

适量运动

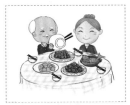 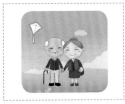 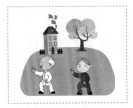

自我生活料理　　　　　散步、慢跑　　　　　练气功、打太极
（注意量力而行）

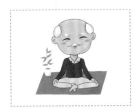 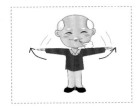 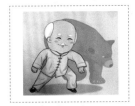

瑜伽　　　　　　　　健身操　　　　　　　五禽戏

保持乐观心情

● **主动宣泄情绪，少忧郁**　对于生活中的烦恼事不必心绪不安，更不要处于郁闷状态，而是通过各种途径把坏情绪及时释放出来。

对于名利之事要善于超脱，学会知足常乐，让自己保持一份好心情。

● **保持乐观，养精神，信心足**　对生活要充满信心，尽量做到性情豪爽，心胸开阔，情绪乐观，善于在平凡的生活中寻找生活乐趣。

禁烟酒，根除幽门螺杆菌

烟雾中含有多种致癌或促癌物质，是食管癌和胃癌的病因之一。酒精会刺激损伤胃黏膜，促进致癌物质的吸收，如果饮酒同时吸烟，危害性更大。因为酒精可增强细胞膜的通透性，从而加强对烟雾中致癌物质的吸收。

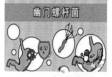

最常用根除幽门螺杆菌的治疗方法是四联疗法，疗程约半个月，常用药物包括铋剂，质子泵抑制剂，羟氨苄青霉素、克拉霉素、甲硝唑等。

定期胃镜检查
患有慢性胃病者，建议应该每年进行一次胃镜检查，积极消除癌前病变。

胃癌在来临前征兆
胃癌是从胃的小毛病开始的，经过 10 年或是 20 年的时间最终演变而来。

征兆一
胃灼热和反酸

征兆二
上腹部不适、疼痛

四大征兆

征兆三
贫血

征兆四
大便发黑或大便出血

因此，预防胃癌，重在"早诊早治"！

6.胃癌居家指导

健康饮食

少食多餐　细嚼慢咽　食物宜清淡　禁酒忌烟　补充铁剂

预防并发症

● **倾倒综合征**　早期会在进食半小时后出现头晕、面色苍白、眩晕、心悸、出汗、恶心、呕吐，或腹痛、腹胀、腹泻等症状。此时应立即卧床以缓解症状，有条件者可静脉补充等渗溶液以维持血容量。

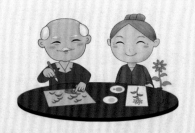

● **碱性反流性胃炎及食管炎**　大量碱性肠内容物反流入胃或食管，使胃及食管内壁的黏膜受损。可服用胃黏膜保护剂治疗，晚间采取半卧位，参加一定的体育锻炼减少反流。

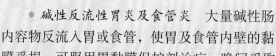

心理调适，增强适应力

- 保持乐观、自信、愉快的心情。
- 参加社会活动，正确对待工作生活中的压力。

休息与活动

- 适当的活动及休息。
- 量力而行参加工作。
- 进行一些室外活动及体育锻炼。

定期复查

- 出院后 3 个月、6 个月、一年均应到医院复查。以后结合患者本人情况可适当延长复查时间。
- 复查内容包括：血、尿、粪三大常规，肝功能、肿瘤标志物、腹部 B 超、胃镜等。

（杨　丽　孟晓敏）

三、肝　癌

1. 什么是肝癌？

　　肝癌是来源于肝细胞或肝内胆管上皮细胞的恶性肿瘤，最常见类型为原发性肝癌（85%～90%）。多发年龄为40～60岁，男性多于女性。肝癌恶性程度高，进展迅速，是全球癌症相关死亡的第3大原因。

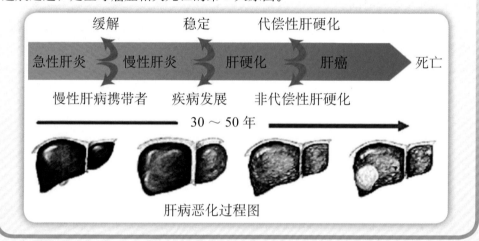

肝病恶化过程图

2. 肝癌的表现

肝区疼痛	呈持续性胀痛或钝痛。
消化道症状	食欲缺乏、厌食油腻、恶心、呕吐等。
黄疸	表现为巩膜、皮肤等黄染。
其他症状体征	发热、乏力、消瘦等。

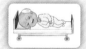

- 化验检查　甲胎蛋白（AFP）异常增高。
- 腹部B超　发现异常病变。
- 腹部CT/MRI　发现异常病变。

3.肝癌高发人群特点

中老年人	大多数肝癌高发年龄在 40 ～ 60 岁。
男性	几乎世界所有地区男性发病率均高于女性。
肝炎病史	乙型或丙型肝炎患者。
嗜烟酒者	长期大量饮酒或吸烟者。
家族史	近亲有肝癌病史。
不洁饮食者	经常食用霉变、油炸或烟熏肉类食品，饮用不洁水等易致癌变。其中最主要的为黄曲霉毒素。

4.肝癌的治疗

手术治疗　＋　化学药物治疗　＋　放射治疗

全身 / 肝动脉介入 / 免疫 / 基因治疗 /
中医中药 / 局部注射无水酒精或抗癌药物

介入治疗是介于外科、内科治疗之间的新兴治疗方法，包括血管内介入和非血管内介入治疗。

简单地说，是指不开刀暴露病灶的情况下，在血管、皮肤上做直径几毫米的微小通道，或经人体原有的管道,在影像设备（血管造影机、CT、MRI、B 超等）的引导下对病灶局部进行治疗的微创治疗方法。

介入治疗优点

微创性	可重复性强
疗效高见效快	定位准确
	简便易行
并发症发生率低	多种技术联合应用

目前临床上，肝癌的介入治疗主要是 TACE，即肝动脉造影并化疗栓塞术。

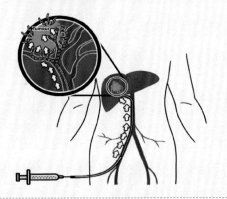

常用化疗药物

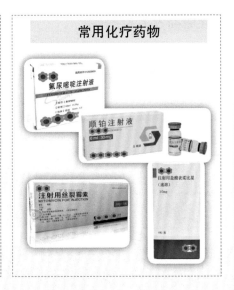

术前准备

• 术前禁食 6～8 小时，既往有心脏病及高血压病史者，可在术前 3 小时用最少的水送服相关药物。

• 术前 2 天不食产气多的食物，如牛奶、豆制品、葱头等。

• 术前晚沐浴、更衣（手术时只允许穿病号服）。

• 术前在护士指导下，患者进行吸气、憋气、喘气训练。训练床上排大小便。

• 术前晚良好睡眠有利于术后恢复，必要时遵医嘱口服安眠药物。

• 术前必须取下义齿，以预防麻醉后义齿松弛掉落导致呼吸道阻塞；取下眼镜、所有首饰、手表及其他贵重物品。

• 手术护士接您时，请提前排空大小便。

术后注意事项

• 术后回房如无恶心、呕吐等不适现象即可饮水，可进食清淡流质饮食，2 小时后给予半流饮食，6 小时恢复正常清淡低脂易消化饮食。3 天内要多饮水，可以促进化疗药物的排泄和降低发热反应。如出现严重呕吐，立即报告医护人员。

• 减少陪伴、探视人员，避免术后交叉感染。

• 术后常出现发热、肝区疼痛等症状，称为栓塞后综合征，注意遵医嘱行退热、止痛等对症治疗，不必过于紧张。

5.肝癌的预防

一级预防措施：针对肝癌发病危险因素采取的措施。

抗肝炎病毒

- 是肝癌最有效的预防措施。
- 未感染乙肝病毒，应行乙肝疫苗接种。
- 已明确携带肝炎病毒者，应定期监测肝炎病毒的水平，进行抗病毒治疗。

戒烟酒

- 嗜酒过度会导致酒精性肝炎、酒精性肝硬化，戒酒是预防酒精性肝硬化发生的最有效手段。

注意饮食卫生

- 避免食用霉变食物，注意饮水卫生，可以安装净水设备。

劳逸结合，适当运动

- 保持良好心情，每天充足睡眠，适当运动，提高机体免疫力。

二级预防措施：通过筛查早期发现、早期诊断和早期治疗。

- 肝癌筛查常用技术手段

甲胎蛋白（AFP）是目前公认的最特异的肝癌标志物，血清 AFP 检查，方法简便，价格低廉，但单独靠 AFP 检查会漏诊相当数量的患者，一般建议联合超声检查进行肝癌筛查。

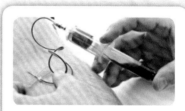

血清 AFP 水平检测

可检测到直径 1～2cm 的小肝癌，但与超声医生经验水平、超声仪器本身的性能有关。无创伤、易操作、价格较便宜。

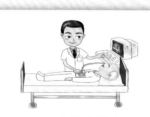

肝脏超声检查

提醒

- 中年以上，特别是患有乙肝、肝硬化者
- 肝区疼痛
- 消瘦、明显的肝大

　　到医院查甲胎蛋白（AFP）、做彩超、CT或磁共振等检查，以尽早明确诊断。

6. 肝癌居家指导

休息与活动　　饮食调理　　定期复查　　遵医嘱用药

休息与活动

- 休息与活动：术后3个月注意卧床休息，增加肝脏的血流量，减轻肝脏负担，有利于肝脏修复和肝功能恢复。注意劳逸结合，进行适当锻炼，如慢跑、散步等，避免劳累和重体力活动。注意自我保护。

饮食调理

- 饮食清淡，定时定量，适量优质蛋白、高热量、富含维生素、低脂肪的食物，忌食油炸、生冷、辛辣等刺激性食物。多吃新鲜蔬菜、水果，戒烟酒。

定期复查

- 定期复查 AFP、肝功能、腹部 B 超、磁共振等。

遵医嘱用药

- 遵医嘱按时、按量、按序服用抗肿瘤药物治疗：如口服化疗药、靶向药。
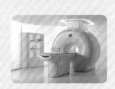
- 免疫增强治疗。
- 中药治疗。

遵医嘱用药

- 根据肝功能的具体情况，可行保肝治疗。
- 合并慢性乙型肝炎、肝硬化患者，传染科门诊随访治疗。
- 出院时仍有疼痛、食欲欠佳、腹胀等症状时，可行对症治疗。

（孟晓敏　胡梦梦）

四、膀 胱 癌

1. 什么是膀胱癌?

膀胱癌是指膀胱表面覆盖的一层黏膜,其细胞发生癌变,该层黏膜学术名称为尿路上皮,因此膀胱癌又称为膀胱尿路上皮癌。

膀胱癌是泌尿系统最常见的一种癌症,好发于男性。主要发生于50～70岁。膀胱三角区是最常见的患癌部位。

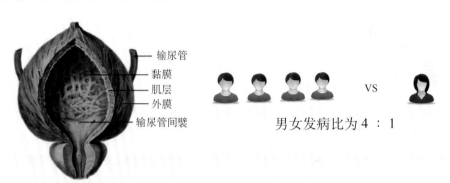

正常膀胱解剖图

男女发病比为 4 : 1

膀胱癌根据肿瘤浸润深度,分为 0～Ⅳ期。
根据分期可估计肿瘤的预后及确定治疗方案。

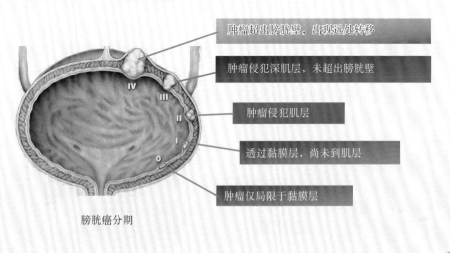

肿瘤超出膀胱壁,出现远处转移

肿瘤侵犯深肌层,未超出膀胱壁

肿瘤侵犯肌层

透过黏膜层,尚未到肌层

肿瘤仅局限于黏膜层

膀胱癌分期

2. 导致膀胱癌的因素

吸烟：吸烟是膀胱癌最主要的危险因素，约占所有患癌风险的 50%，吸烟者的患病风险是正常人的 3.47 倍。

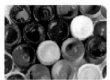

职业暴露：占所有患癌风险的 5% ～ 6%。长期接触某些致癌物质：如染料、纺织、皮革、橡胶、塑料、油漆、印刷材料等是导致膀胱癌的重要因素。

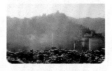

环境致癌物：饮水中含砷是膀胱癌的危险因素，核电站污染也是发病的诱因。

膀胱结石

基础疾病：包括膀胱慢性感染，如细菌、血吸虫感染等，以及膀胱长期异物刺激，如膀胱结石等。

3. 膀胱癌的表现

无痛肉眼血尿

是膀胱癌最为常见的症状，也是膀胱癌患者出现排尿异常的独特信号，几乎每个膀胱癌患者都会出现，临床上约 85% 的膀胱癌患者因此而就诊。

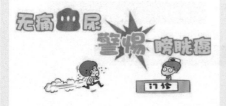

排尿异常

因癌肿导致膀胱肌肉收缩而产生尿意，伴尿频、尿急、尿痛及持续腰胀痛等膀胱刺激征，癌灶侵及括约肌时出现尿失禁，肿块增大或脱落，堵塞尿路出口，会出现尿潴留和排尿困难。

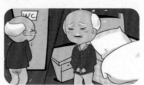

肿块及疼痛

以此为首发症状者约占 3%，多为膀胱顶部腺癌或其他部位恶性度高的膀胱实体性癌。直肠指检可触及高低不平之硬块。

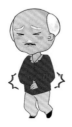

全身及转移症状

可出现恶心、食欲缺乏、发热、消瘦、贫血、衰弱、恶病质、类白血病反应等，肿瘤扩展到盆腔、腹膜后腔或直肠，会引起腰痛、下腹痛（放射至会阴部或大腿）及直肠刺激症状等。

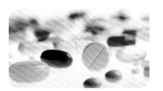

4.膀胱癌的治疗

外科手术

是治疗膀胱癌的主要方法。原则上浅表肿瘤，可采用尿道膀胱肿瘤电切术 (TUR-BT)，较大、多发以及浸润肿瘤，应行膀胱全切除术。

化 疗

包括膀胱内灌注化疗、全身化疗、动脉灌注化疗等，目前常用药物有丝裂霉素 C、吡柔比星、表柔比星、卡介苗等。

放射治疗

配合手术前、手术后采用。对于病期较晚，失去手术时机或拒绝手术以及术后复发的病例行姑息性放疗也能获得一定疗效。

介入放射

介入放射学治疗是指利用放射学技术，经导管将药物直接注入肿瘤的供养血管，从而杀灭肿瘤细胞。

免疫治疗

主要是 PD-1/PD-L1 单抗免疫治疗。

外科手术方式

早期 膀胱肿瘤电切	非肌层浸润性尿路上皮癌患者多采用经尿道膀胱肿瘤电切术，微创手术，恢复快。早期膀胱癌治疗效果佳，术后用膀胱灌注治疗预防复发，并且需要定期复查。
中期 全膀胱切除＋尿流改道术	肌层浸润性尿路上皮癌和膀胱鳞癌、腺癌患者多采用全膀胱切除术治疗。肌层浸润性尿路上皮癌患者也可先行新辅助化疗＋手术治疗的方法。
晚期 姑息性治疗	转移性膀胱癌以化疗为主，辅以放疗改善血尿、疼痛症状。部分患者化疗后肿瘤控制满意，可延长存活时间。

膀胱内灌注化疗

定　义

是通过导尿管将化疗药物直接灌注到膀胱而起到治疗与预防作用的一种方法。

必要性

由于 TUR-BT 术后有 10%～67% 的患者会在 12 个月内复发，而膀胱灌注化疗可使复发率降低至 20%～30%。

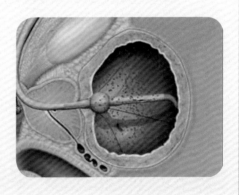

灌注常用药物

● *抗癌化疗药*

如羟基喜树碱、丝裂霉素、表柔比星、多柔比星、顺铂（DDP）等。

作用：阻止细胞 DNA 的合成，使癌细胞不能增殖而死亡。

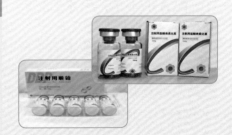

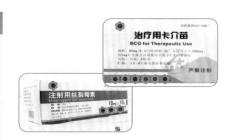

灌注常用药物

- 免疫增强剂

如卡介苗（BCG）、白细胞介素Ⅱ、干扰素等。

作用：调动自体的白细胞聚集产生杀伤癌细胞的因子。

灌注注意事项

- 治疗前禁水4小时

避免膀胱内残留尿液稀释药物浓度降低疗效。

- 治疗前排空膀胱

避免短时间内尿液生成过多，缩短药物在膀胱内的保留时间。

- 治疗时变换体位

仰卧位、右侧卧位、俯卧位、左侧卧位各15分钟，保留约1小时，使药物充分与膀胱壁接触。

- 观察并发症

灌注结束后24小时内多饮水，增加尿量，如灌注后出现皮疹、皮肤瘙痒、尿频、尿急、尿痛等及时报告医生。

5.膀胱癌的预防

科学饮食

美国"饮食周刊"推荐的预防食物包括梨、全谷食物和酸奶，也研究表明可以通过多摄入维生素E来帮助有效的预防膀胱癌。

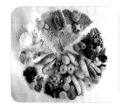

戒烟

香烟含有大量的尼古丁、焦油、特异性亚硝基胺等极具毒性的致癌物质。因此应戒烟。

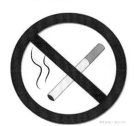

减少职业暴露

● 远离化学致癌物质或者采取有效措施尽可能少接触化学致癌物质，从事染料工业、皮革工业、金属业以及有机化学的从业人员工作期间尽可能穿防护服，减少皮肤与这个有害物质接触的机会。

多饮水，不憋尿

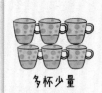

多杯少量

● 饮水量的多少直接影响膀胱内尿液的浓度。多喝水有助于稀释膀胱毒素，所以男性应该每天饮用 13 杯水，而女性每天应消耗约 9 杯。

及时治疗膀胱疾病

● 如果出现有膀胱炎、膀胱结石等疾病，应该及时到医院针对性治疗，以保护膀胱黏膜的防御功能。

血尿的判断与检查

● 膀胱癌的血尿有一个最大的特点，就是间歇出现、没有疼痛、尿全程为血尿，如果大于年龄 30 岁，三者同时存在，一定要高度提防膀胱癌的可能。

● 首要检查是接受膀胱的 B 超，明确有无肿瘤的存在，即使 B 超正常，也不能掉以轻心，若血尿无缓解，必要时还要进行膀胱镜检查，才能最终确认。

6.膀胱癌居家指导

膀胱灌注治疗后

● 灌注治疗后第一年内每 3 个月复查膀胱镜，以后视病情改为每半年 1 次，早期发现，早期治疗。

● 灌注治疗期间每月查 1 次血常规，观察全血细胞是否正常，每月查 1 次尿脱落细胞学检查，观察癌症是否复发。

● 灌注治疗期间，观察药物不良反应，如血尿、尿痛、恶心、呕吐等。

起居和活动指导

●保持居室空气清新，通风良好。

●治疗期间尽量少去公共场所及人群集中的地方。

●气温变化时注意冷暖预防感冒。

●保持乐观的心态，多听音乐，看电视，调节生活情趣。

●养成定时排尿习惯。至少每小时 1 次，减少诱癌物质与膀胱黏膜接触的机会。

●每日饮水应尽量在白天，保证睡眠。

（杨　晶　孟晓敏　李　娜）

五、结直肠癌

1. 什么是结直肠癌?

结直肠癌是结肠或直肠组织发生癌变的疾病,统称为结直肠癌。
是常见的消化道恶性肿瘤,占胃肠道肿瘤的第二位。

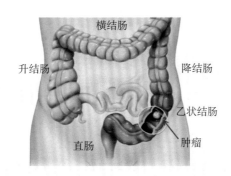

肿瘤好发部位为直肠及直肠与乙状结肠交界处,占60%。

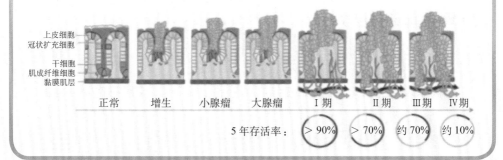

2. 结直肠癌发病现状

2018年结直肠癌的发病率全球排名第三,死亡率全球排名第二。
我国发病率及死亡率迅速增高。
地域:东部最高,西部最低,城市大于农村。
年龄:发病率主要集中在60～74岁,占总体发病人数的41.23%。

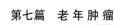

中国   美国

发病率 ⟶ 14.3%   发病率
                    78%   死亡率 ⟶ 47%
死亡率   51%

2000 年到 2011 年发病率累计增长 14.3%   发病率（1975～2013 年）降低 47%
                                            死亡率（1930～2014 年）降低 51%

 30%   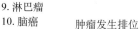 64%

肠癌患者 5 年生存率   肠癌患者 5 年生存率

大肠癌已成为中国三大癌症之一

每 1 分钟就有 1 人确诊为结直肠癌

每 2 分钟就有 1 人因结直肠癌去世

1. 肺癌		1. 乳腺癌
2. 胃癌		2. 肺癌
3. 肝癌		3. 肠癌
4. 食管癌		4. 胃癌
5. 肠癌		5. 甲状腺癌
6. 前列腺癌		6. 肝癌
7. 膀胱癌	男性　女性	7. 宫颈癌
8. 胰腺癌		8. 食管癌
9. 淋巴瘤		9. 子宫癌
10. 脑癌	肿瘤发生排位	10. 脑癌

3. 导致结直肠癌的因素

饮食因素

高脂，喜肉食，低纤维饮食与结直肠癌的发生有密切关系。

遗传因素

在结直肠癌患者家族中，约 1/4 有癌症的家族史。

息　肉

直肠息肉是癌症的前期病变，特别是家族性多发性腺瘤息肉，乳头状腺瘤性息肉。

慢性炎症刺激

血吸虫病、阿米巴痢疾、溃疡性结肠炎、慢性菌痢等，可通过肉芽肿，炎性和假性息肉阶段而发生癌变。

其他因素

精神因素、年龄、内分泌因素、环境应激能力、气候因素、免疫功能失常及病毒感染等。

4.结直肠癌的表现

● 排便习惯改变
维持 4 周以上的腹泻或便秘或排便次数的变化。

● 大便性状及形状改变
变细、变扁、便血、带黏液。

● 持久的腹部不适
腹部绞痛或疼痛，也可能是不确定位置的疼痛。

● 排便不尽感
有里急后重，排不干净感，或不寻常的便意。

● 无原因的体重减轻
一般是较严重时出现，通常显示预后不佳。

● 疲乏或虚弱
晚期全身症状。

5.结直肠癌的治疗

手术治疗

根治性手术：Ⅰ、Ⅱ和Ⅲ期患者常采用根治性的切除＋区域淋巴结清扫。

姑息性手术：Ⅳ期患者若出现肠梗阻、严重肠出血时，可行姑息性切除，缓解症状。

放射治疗

直肠癌细胞对放射线杀伤具有中等敏感度，放疗往往与手术、化疗相配合，以期达到根治目的。包括术前放疗、术中放疗、术后放疗、姑息放疗、治疗转移癌等。

化 疗

除部分早期患者外，晚期和手术切除后的患者均需接受化疗。奥沙利铂联合氟尿嘧啶类药物的方案是目前Ⅲ期结直肠癌标准治疗方案。

免疫及靶向治疗

针对已经明确的致癌位点的肿瘤患者，通过药物精确的针对癌细胞进行杀灭，不会波及肿瘤周围的正常组织细胞。

治疗方案的选择

- 年龄
- 体力状态
- 器官功能
- 合并症

患者特征

一线治疗
根据

- 临床毒性
- 灵活性
- 生活质量
- 患者偏好
- 社会经济因素

治疗特征　　肿瘤特征

- 临床表现 / 肿瘤
- 负荷 / 肿瘤部位
- RAS 突变状态
- BRAF 突变状态

6. 结直肠癌的预防

一级预防——"两多"

● 多运动

每周进行至少 150 分钟的有氧运动，比如健步走。每次运动的时间应大于 10 分钟。

每周进行≥ 2 天的肌肉力量训练。

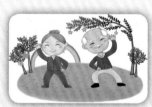

● 多吃含纤维食物

每天至少吃 90g 全谷物。

做到餐餐有蔬菜。

限制红肉和加工肉。

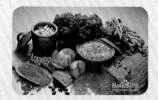

二级预防——"两早"

● **早发现** 结直肠癌可以通过预防手段，将发病风险降低 47%。

6/10

无筛查　我国没有常规的大肠癌筛查，每 10 个大肠癌患者中有 6 人因该病死亡。

3/10

有筛查　美国有常规的筛查项目，所以每 10 名肠癌者中仅 3 人因该病死亡。

普通人群	**父母或兄弟患癌**	**家族性息肉症、大肠癌病史溃疡性大肠炎**
建议 50 岁后每 1～2 年做粪隐血检查。	建议 50 岁后每 5 年做大肠镜检查。	建议每 1～2 年做大肠镜检查。

↓
阳性：进一步做大肠镜检查和钡剂灌肠 + 乙状结肠镜检查

● **早诊断**

粪隐血试验

　　粪隐血是最为常见的结直肠癌早期指标之一。

直肠指检

　　凡遇患者有便血，大便习惯改变，大便变形等症状均应行直肠指检。

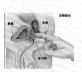

内镜检查

　　包括直肠镜、乙状结肠镜和结肠镜检查。

肿瘤标志物

　　肿瘤标志物是癌胚抗原 (CEA) 和 CA19-9。

影像学检查

钡剂 X 线摄影

　　包括 X 线钡剂灌肠、腔内超声、CT、MRI。

三级预防——"两积极"

● 积极心态对待

在诊断为肠癌时要有积极的心态来对待它，发现结直肠肿块应尽早切除，并送病理检查，明确肿块性质。

● 综合方式治疗

主要是对肿瘤患者积极治疗，整合手术治疗、放化疗、中医药治疗、免疫治疗，提高患者生活质量。

三字诀

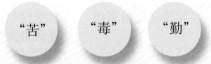

"苦"　"毒"　"勤"

● 饮食上"苦"一点　做饭以清淡素食为主。

● 眼睛上"毒"一点　要善于发现大便里的异常，如便血，大便习惯改变，性状改变。

● 检查上"勤"一点　在结直肠癌的筛查上，有两项检查是必须做的，一项是粪隐血试验，一项是肿瘤标志物检查。

7. 结直肠癌居家指导

生活指导

● 饮食　合理膳食，避免暴饮暴食。宜进食易消化的食物，少食多餐，以不出现腹胀和饥饿感为原则。避免进食过冷、过热、辛辣及煎炸食物，以免刺激胃肠道引起不适。勿饮浓茶及咖啡，切忌吸烟、饮酒。

● 活动、休息　避免提举重物，勿剧烈活动。应劳逸结合，生活有规律，可进行散步、打太极拳等轻度体育锻炼。

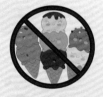 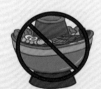 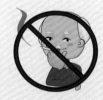 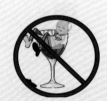

就诊与复查指导

● 就诊　若连续 3 天未排气、排便，出现恶心、呕吐、腹胀和腹痛等不适，及时就医。

● **定期复查** 1个月后复查，1年内每3个月复查一次，1年后每半年复查一次，3年后每年复查一次。建议每半年体检一次。

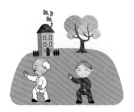 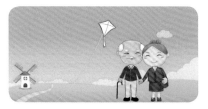

肠造口术后观察要点

● **大小** 正常造口的直径为2.5～3.5厘米，肠造口高度为略高于皮肤1.5厘米或位于皮肤平面。

● **颜色** 正常颜色应为红色或粉红色。

● **水肿** 术后早期出现肠黏膜水肿无须处理，一般几天后水肿会自行消退。

● **排泄情况** 术后初期一般只有少量的血性分泌物，无气体及粪便排出，术后第3天才会有气体排出。

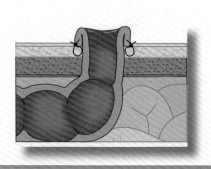

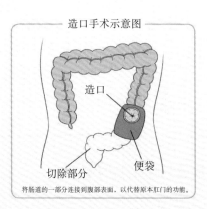

造口手术示意图

造口

切除部分

便袋

将肠道的一部分连接到腹部表面，以代替原本肛门的功能。

（孟晓敏　李　娜）

六、前列腺癌

1. 什么是前列腺癌?

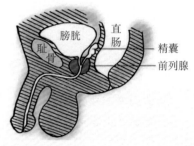

前列腺癌是指发生在前列腺的上皮恶性肿瘤。

前列腺位于膀胱颈的下方,形似栗子,是男性生殖器最大的附属性腺器官。

在中国,前列腺癌发病率持续增高,已成为发病率居第一位的老年男性泌尿系统恶性肿瘤。

部位

- 可按前列腺的位置分为:

外周区

中央区

移行区

纤维血管区

- 好发部位是外周区。

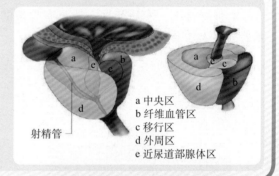

a 中央区
b 纤维血管区
c 移行区
d 外周区
e 近尿道部腺体区

射精管

2. 导致前列腺癌的因素

地区差异

前列腺癌发病率有明显的地理差异,在欧美国家为最常见的男性恶性肿瘤。东方人发病率较低,但近年来我国的发病率日益增加。

家族遗传因素

有家族史比无家族史的患病年龄提早 6 ～ 7 年。

如果一个直系亲属患前列腺癌,其本人患前列腺癌的危险性会增加 1 倍,两个或两个以上直系亲属患前列腺癌相对危险性增至 5 ～ 11 倍。

雄激素分泌因素

切除睾丸的人不发生前列腺癌，性生活较早或性生活频繁的人前列腺癌发生的危险较多。

接触重金属镉

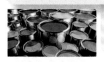

长期从事橡胶、染料、印刷等职业的人员，发生前列腺癌的危险大。

食物结构的差异

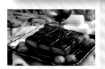

脂肪摄入过多，特别是动物脂肪摄入过多，易患前列腺癌。

缺乏脂溶性维生素 A、维生素 D、维生素 E 也可能是致病的危险因素。

3. 前列腺癌的表现

早期症状

早期前列腺癌常无症状，部分患者会出现下尿路梗阻或刺激症状，如排尿困难、尿频、尿急、尿痛等。

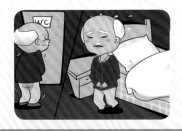

远处转移症状

骨转移　骨痛、病理性骨折、贫血、脊髓压迫导致下肢瘫痪。

淋巴结转移　髂内外、腹股沟、腰等处淋巴结肿大、下肢肿胀。

其他脏器转移　肺、肝、脑等。

4. 前列腺癌的治疗

必须针对患者个体的情况选择不同的治疗方法。

根治手术治疗

是治疗局限性前列腺癌的标准方法。

● 开放手术 采用耻骨上经膀胱或经会阴开放手术。

● 腹腔镜根治术 具有创伤小、出血少等优点能达到与开放手术同样的疗效。

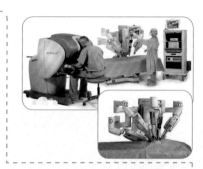

● 达·芬奇机器人辅助腹腔镜前列腺癌根治术 机器人辅助较腹腔镜前列腺癌根治术有明显的优势，提高了腹腔镜在深部狭小空间内的操作性和精确性。

放射治疗

● 外放疗 是根治前列腺癌的方法之一。放疗对早期肿瘤可取得类似根治术的疗效，是重要的治疗方法。

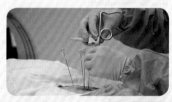

● 内放疗 粒子治疗是利用特殊设备在 CT 或 B 超引导下通过特殊引导系统将放射源直接放入前列腺腺体内，通过放射性核素使放射线对肿瘤细胞进行杀伤，达到治疗肿瘤的目的。

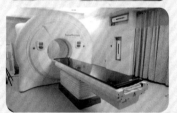

化学治疗

使用药物杀死快速生长的细胞，包括癌细胞，适用于已经发生转移的或者对激素治疗反应性低的患者。

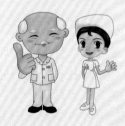

内分泌治疗

由于前列腺是雄激素依赖器官，所以雄激素剥夺是治疗晚期前列腺癌的常用方法，包括以下内容：

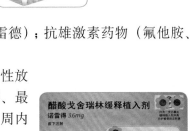

- 切除睾丸。
- 药物去势：常用药物包括黄体生成素释放激素（LHRH）类似物（诺雷德）；抗雄激素药物（氟他胺、比卡鲁胺）等。

对于晚期已失去根治性切除及根治性放疗机会的患者，内分泌疗法是其最主要、最有效的姑息性治疗方法。术前应进行 8 周内分泌治疗（新辅助治疗）。

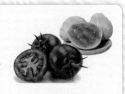

目的：抑制前列腺癌生长；使前列腺体积变小；减少局部充血。

药物：诺雷德、抑那通；比卡鲁胺、氟他胺。

5. 前列腺癌的预防

预防措施

- 减少饱和脂肪的摄取。
- 多吃含番茄红素的食物，番茄制品，如沙拉、番茄汤、番茄酱和番茄调味酱等；番石榴、西瓜和粉橙这些食物也富含番茄红素。

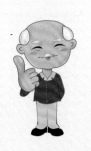

- 补充维生素 D 和维生素 E。
- 掌握有关前列腺癌的常识，及早发现异常现象，及时就医，明确诊断，及早治疗。
- 推荐 50 岁以上男性每年应接受 DRE（直肠指检）和 PSA（前列腺特异抗原）例行检查。
- 有前列腺癌家族史的男性群体，45 岁后应开始接受检查。

根治术后常见问题

● *漏尿、尿失禁*

原因为膀胱括约肌松弛或水肿减轻，逼尿肌不稳定或顺应性下降，气囊位置、大小不合适。

自我护理措施包括盆底肌训练（缩肛运动），拔尿管后使用尿不湿。

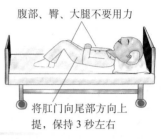

腹部、臀、大腿不要用力

将肛门向尾部方向上提，保持 3 秒左右

● *膀胱痉挛*

表现为可分为自觉症状和可观察症状。自觉症状是指患者有明显的膀胱区坠胀感，尿道口急迫的排尿感；尿道及耻骨上区疼痛难忍，呈阵发性发作。

自我护理包括出现膀胱痉挛时，做深呼吸，尽量放松，同时报告医务人员。遵医嘱服用抗膀胱痉挛药物。

术后尽早下床活动，以促进胃肠蠕动。待肠蠕动恢复后，多饮水，多吃蔬菜、水果，保持大便通畅，防止便秘。

居家指导

- 按时按量服用药物，遵医嘱 3 个月门诊复查 PSA。
- 每日饮水 1500 ～ 2000ml，防止憋尿，观察尿色，出现血尿及时就医。
- 避免重体力劳动，提重物避免腹部用力。
- 遵医嘱行盆底肌训练。
- 饮食营养丰富、合理搭配，禁烟、酒，忌辛辣、刺激性食物。
- 保持排便通畅。

（孟晓敏　胡梦梦）

第八篇
老年内分泌系统疾病

一、糖 尿 病

1. 什么是糖尿病?

糖尿病是由于胰岛 B 细胞合成及分泌胰岛素绝对不足或相对不足，引起体内胰岛素缺乏或胰岛素作用障碍，导致机体糖、脂肪和蛋白质代谢异常。

以慢性高血糖为主要表现的临床综合征，是最常见的内分泌代谢疾病。

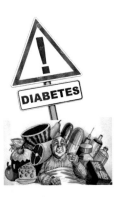

糖尿病分型

- 1 型糖尿病　约占患病人数的 5%，B 细胞破坏，胰岛素绝对缺乏。
- 2 型糖尿病　约占患病人数的 90%，胰岛素抵抗为主伴胰岛素分泌不足或胰岛素分泌不足为主伴胰岛素抵抗。
- 妊娠糖尿病　约占患病人数的 2%，激素水平变化致胰岛素抵抗。
- 其他特殊类型糖尿病　占患病人数的 2% ～ 3%，有明确病因的糖尿病，如胰腺炎、库欣综合征等引起的一些高血糖状态。

2. 糖尿病的表现

典型症状

- "三多一少"症状，即多尿、多饮、多食和体重减轻。
- 皮肤瘙痒，四肢酸痛、麻木、腰痛、视物模糊等。

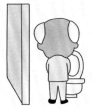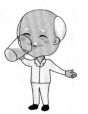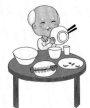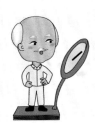

并发症

● **急性** 糖尿病酮症酸中毒、非酮症高渗性昏迷、糖尿病乳酸性酸中毒、感染、低血糖。

● **慢性** 糖尿病大血管病变、糖尿病肾病、视网膜病变、心脏等微血管病变、糖尿病神经病变、糖尿病足等。

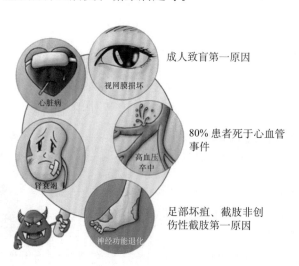

成人致盲第一原因

80% 患者死于心血管事件

足部坏疽、截肢非创伤性截肢第一原因

不典型症状：常在体检、普查时发现

● 1 型 起病多急，此期无或短。

● 2 型 起病隐袭、缓慢，可达 3 ～ 5 年。

建议40岁以上超重肥胖者、有家族史者定期检查血糖。

3. 糖尿病的治疗

治疗常用口服药物

类别	药名	服用注意点
磺脲类	格列美脲、格列齐特、格列本脲、甲磺丁脲	应从小剂量开始，餐前半小时口服，主要不良反应为低血糖

类别	药名	服用注意点
双胍类	二甲双胍、苯乙双胍	主要不良反应有腹部不适、口中重金属味、恶心等，餐中或餐后服药
葡萄糖苷酶抑制剂	阿卡波糖、伏格列波糖	前者单独服用不宜发生低血糖，合用其他降糖药或胰岛素时低血糖风险增加
胰岛素增敏剂	噻唑烷酮类	每日2次口服，降血糖、血脂和降低基础胰岛素水平

常用胰岛素种类

- 超短效胰岛素 门冬胰岛素、赖脯胰岛素等。
- 短效胰岛素 诺和灵R、优泌林R、甘舒霖R等。
- 中效胰岛素 诺和灵N、优泌林N、甘舒霖N等。
- 长效胰岛素 甘精胰岛素、地特胰岛素等。
- 预混胰岛素 诺和灵30R等。

胰岛素起效时间

- 超短效胰岛素 注射后10～20分钟起效，40分钟为作用高峰，作用持续时间3～5小时。
- 短效胰岛素 注射后30分钟开始作用，持续5～7小时。
- 中效胰岛素 注射后3小时起效，6～8小时为作用高峰，持续时间为14～16小时。
- 长效胰岛素 注射后4小时开始起效，8～12小时为作用高峰，持续时间约24小时。
- 预混胰岛素 是将短效与中效胰岛素按不同比例预先混合的胰岛素制剂，根据血糖决定剂量。

运动、饮食原则辅助疗法

● **饮食原则**　控制总能量，低糖、低脂、适量蛋白质、限盐、高纤维素饮食。

● **良好饮食习惯**　少吃多动，控制体重；合理膳食，均衡营养；定时定量；粗细粮搭配；清淡少油，低脂低胆固醇；适量蛋白质等。

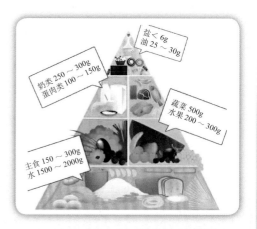

盐＜6g
油25～30g

奶类250～300g
蛋肉类100～150g

蔬菜500g
水果200～300g

主食150～300g
水1500～2000g

每日饮食参考量

● 主食：一顿两个拳头（约100g）

● 蛋白质：一天一个手掌心（50～100g）

● 瘦肉量：一天两指并拢量（约50g）

● 油脂：每天一个指尖

● 蔬菜：一天1～2捧（约500g）

● 水果：每天一个拳头

糖尿病运动疗法

循序渐进，量力而行，持之以恒！不宜参加激烈的比赛和剧烈的运动。一般可选择中等强度的有氧运动方式，包括快走、慢跑、跳舞、游泳，以及各种球类运动，也可进行散步、做广播操、打太极拳等活动量较轻的运动。

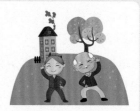

运动注意事项

- 携带糖尿病卡、血糖仪，随身携带糖果，避免低血糖发生。
- 运动最好结伴而行，合适的着装和鞋袜。携带糖尿病卡，注明姓名、年龄、住址、联系人电话，详细记录病情及目前使用药物名称、剂量，运动后仔细检查双足。

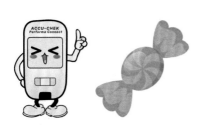

糖尿病卡

姓名：　　　　　　　年龄：

住址：

联系人电话：

病情：

用药：

4.糖尿病的日常生活指导

- 学习糖尿病基本知识，养成良好生活习惯。
- 了解自我血糖变化特点及影响因素。
- 加强血糖监测，合理血糖控制目标。
- 随身携带预防低血糖的食物及急救卡。
- 频发低血糖及时就医。

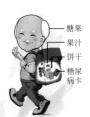

糖果
果汁
饼干
糖尿病卡

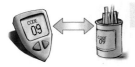

居家指导

- 保持心情愉快，避免情绪紧张；规律生活，防止受凉、劳累、感染、外伤等。
- 饮食均衡，少食多餐。
- 适度运动，循序渐进、量力而行、持之以恒。
- 保持皮肤清洁，避免皮肤搔抓；保持足部清洁卫生，正确修剪趾甲，温水清洁足部，防止烫伤。
- 规律进餐，遵医嘱用药，避免低血糖的发生。
- 定期复诊，及时调整药物剂量。

（闫雅凤　彭丽丽）

二、糖尿病足

1. 什么是糖尿病足？

糖尿病足是指糖尿病患者由于合并神经病变及各种不同程度的末梢血管病变而导致下肢感染、溃疡形成和（或）深部组织的破坏。

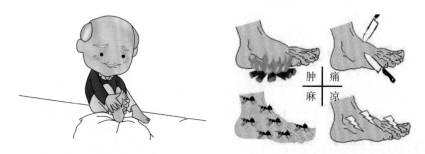

糖尿病足的表现。与局部神经异常和下肢远端外周血管病变相关，主要表现为足部感染、溃疡和（或）深层组织破坏。

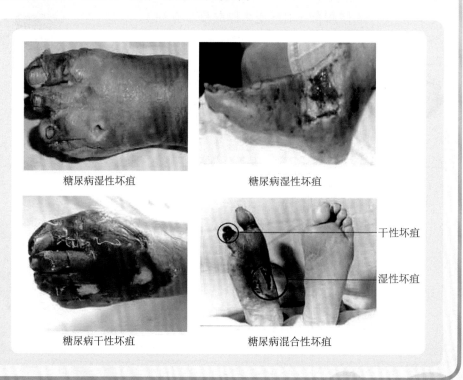

糖尿病湿性坏疽　　　　　　　糖尿病湿性坏疽

糖尿病干性坏疽　　　　　　　糖尿病混合性坏疽

2. 糖尿病足分级

0级：有发生溃疡的危险因素，尚无溃疡。

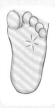

1级：表面溃疡，临床无感染。

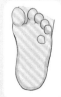

2级：较深的溃疡，常合并软组织感染，无脓肿或骨组织感染。

3级：深度感染，伴骨组织病变或脓肿。

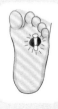

4级：局限性坏疽（趾/足跟或前足背）。

5级：全足坏疽。

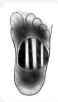

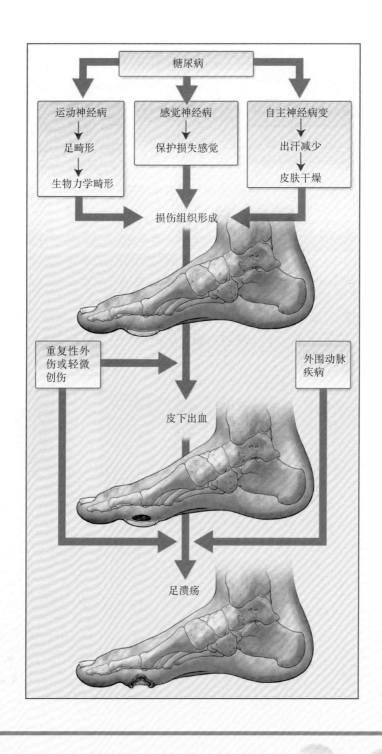

3. 糖尿病足的预防

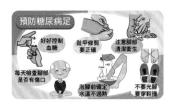

- 积极治疗糖尿病，控制血糖、控制血压，改善血液循环，定期到医院就诊，做糖尿病足的筛查，以便尽早发现病变。

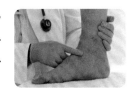

- 养成每天检查足部的习惯，尤其是糖尿病病史长、有下肢麻木感、发凉感等症状的患者。重点检查足底、趾间及骨性凸起变形的部位。应当观察有无水疱、红肿、擦伤、干裂、趾甲异常、鸡眼和胼胝等。

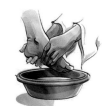

- 学会正确的洗脚方法，包括不要长时间浸泡双足，洗脚前要测量水温，以不超过37℃、10～15分钟为宜；洗足后用浅色干毛巾擦干脚，保持足趾清洁干净。洗脚后可以外涂润肤霜。

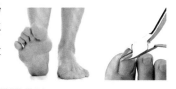

- 细心修趾甲，避免剪得过深，避免将鸡眼和胼胝剪破，不要去公共浴室修脚，不要让趾甲长得过长，剪趾甲后应用锉刀将边缘修光滑。

- 选择正确的运动方式，避免久坐、久站和行走；不要光脚或穿薄底鞋行走；足部有开放性损伤时避免负重。

- 选择合适的鞋袜，选择大小适宜、透气性好、鞋底较厚、鞋内柔软的糖尿病足治疗鞋。穿鞋时一定要检查鞋内有无异物。选择棉袜，袜内不要有毛边，松紧适宜，每天更换。购买新鞋时，建议午后购买。

4. 糖尿病足综合管理

多重管理

- 包括降血糖、扩血管、改善微循环、血管重建、神经病变治疗、营养支持治疗、抗感染等。

足创面专科治疗

- 清创换药、选择合适的敷料、减压、体位引流、保肢或截肢手术等。

管理措施

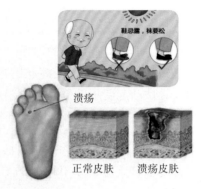

鞋忌露，袜要松

- 积极控制糖尿病发展。
- 保持足部清洁。
- 选择舒适的鞋袜，应柔软、轻便、不勒脚，防止足部受伤。
- 若不慎受伤及时就医，不同情况处理方法不同，需要到正规医院采用正确的方法对症治疗。

溃疡

正常皮肤　溃疡皮肤

居家指导

- 每天洗脚，温水（＜40℃），温性肥皂清洗，＜5分钟。
- 干毛巾擦干，尤其是趾间。
- 干燥皮肤涂润肤霜，不宜用爽身粉。
- 洗脚后仔细检查有无皮肤病变，发现异常及时就诊。
- 不要自行处理或修剪病变处。
- 不要赤足走路。
- 不要用热水袋或电热毯等热源温暖足部，可用厚毛巾袜保暖。
- 每日做小腿和足部运动。
- 每年专科检查足部一次，包括感觉和血管搏动。

正确洗脚！

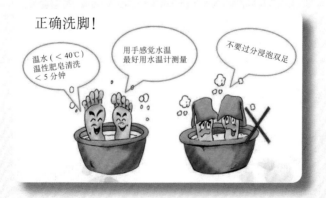

温水（＜40℃）
温性肥皂清洗
＜5分钟

用手感觉水温
最好用水温计测量

不要过分浸泡双足

（闫雅凤　张雪珂　彭丽丽）

三、甲状腺功能减退症

1. 什么是甲状腺功能减退？

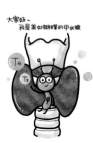

甲状腺是非常重要的内分泌器官，位于颈部甲状软骨下方，气管两旁，形似蝴蝶。甲状腺分泌的甲状腺激素——三碘甲状腺原氨酸（T3）和甲状腺素（T4），能促进生长发育、调节代谢，并影响神经系统兴奋性。

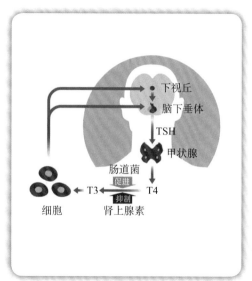

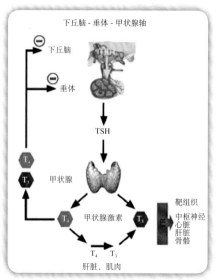

甲状腺功能减退症（hypothyroidism，简称甲减）是由多种原因引起的甲状腺激素合成和分泌减少或组织作用减弱导致的全身代谢减低综合征。普通人群甲减的患病率为 0.8% ～ 1.0%，女性及老年人较多见。

根据功能减退程度主要分类为：
- 临床甲减（overt hypothyroidism）
- 亚临床甲减（subclinical hypothyroidism）

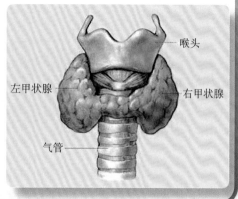

2. 甲状腺功能减退的发生原因

病因复杂多样

- 原发性甲减 99%

- 继发性甲减 / 中枢性甲减

- 消耗性甲减

- 甲状腺激素不敏感综合征（RTH）

其中引起甲减的病因复杂多变——原发性甲减最多见

其次为垂体性者，其他均属少见。原发性甲减中以慢性淋巴细胞性甲状腺炎最常见。发病机制随病因和类型不同而异。

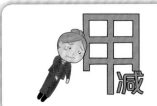

3. 甲状腺功能减退的表现

- 不少患者缺乏特异症状和体征 主要表现如下。

症状

以代谢率减低和交感神经兴奋性下降 2 大特点为主。

- 早期：可以没有特异症状。
- 典型：畏寒、乏力、手足肿胀感、嗜睡、记忆力减退、少汗、关节疼痛、体重增加、便秘、女性月经紊乱或者月经过多、不孕。

体征

典型的为表情呆滞、反应迟钝、声音嘶哑、听力障碍，面色苍白、颜面和 (或) 眼睑水肿、唇厚舌大、常有齿痕，皮肤干燥、粗糙、脱皮屑、皮肤温度低、水肿、手足掌皮肤可呈姜黄色，毛发稀疏干燥，跟腱反射时间延长，脉率缓慢。

其他

少数出现胫前黏液性水肿；累及心脏可以出现心包积液和心力衰竭；重则可以发生黏液性水肿昏迷。

4.甲状腺功能减退的治疗

治疗原则

● 原发性临床甲减的治疗目标是甲减的症状和体征消失，促甲状腺激素 TSH、总甲状腺素 TT4、FT4 游离甲状腺素值维持在正常范围。

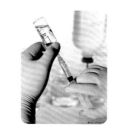

● 左甲状腺素（L-T4）是本病的主要替代治疗药物，一般需要终身替代。

原发性甲减的治疗

除部分由于甲状腺炎导致的一过性甲减外，甲减一般不能治愈，需要终身甲状腺激素替代治疗。

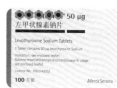

治疗药物 左甲状腺素（L-T4）是本病的主要替代治疗药物。替代剂量与患者年龄、体重及甲减的严重程度有关，治疗剂量应个体化。

● **治疗时长** 一般需要终身替代，也有桥本甲状腺炎所致甲减自发缓解的报道。

甲减的筛查

血清 TSH 和游离 T4（FT4）、总 T4（TT4）是诊断原发性甲减的第一线筛查指标。

建议在下述高危人群中积极筛查：

● 有自身免疫病者。

● 有恶性贫血者。

● 一级亲属有自身免疫性甲状腺病者。

● 有颈部及甲状腺的放射史包括甲亢的放射性碘治疗及头颈部恶性肿瘤的外放射治疗者。

● 既往有甲状腺手术或功能异常史者。

● 甲状腺检查异常者。

● 患有精神性疾病者。

● 服用胺碘酮、锂制剂、酪氨酸激酶抑制剂等者。

● 高催乳素血症者。

● 有心包积液者。

● 血脂异常者。

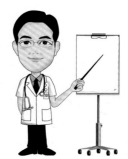

5.甲状腺功能减退的生活指导

日常生活指导

- 注意环境舒适，加强保暖。
- 合理休息及合理饮食。以低糖、低脂、低盐，高蛋白、高维生素饮食为宜，养成定时、定量进餐及不吃零食的习惯，食用富含纤维素的食物，适度增加活动以利排便。桥本甲状腺炎导致甲减患者忌食含碘食物。

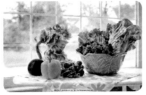
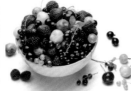
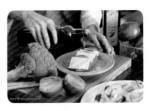

- 皮肤干燥可涂抹润肤乳，避免受寒、感染、精神紧张等，慎用镇静药、中枢性镇痛药及麻醉药等，以免诱发甲减危象。
- 合理安排运动量与运动时间。
- 了解终身用药的必要性，不能随意增减药物剂量或停药。
- 若出现不适，及时就诊，定期复查。

居家指导

- 对疾病有正确的认识，了解终身用药的必要性。
- 遵医嘱每天按时服药，不随意增减药物剂量或停药；避免受寒、精神紧张，加强保暖。

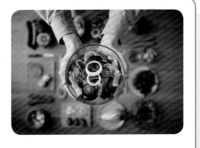

- 规律饮食，以低糖、低脂、低盐、高蛋白、高维生素饮食为宜，养成定时、定量进餐及不吃零食的习惯。
- 桥本甲状腺炎至甲减者忌食含碘食物，食用富含纤维素食物，适度增加活动以利排便。
- 合理安排运动量与运动时间。
- 定期复查。

（闫雅凤　郭彦雪）

四、原发性醛固酮增多症

1. 什么是原发性醛固酮增多症?

原发性醛固酮增多症指肾上腺皮质增生或肿瘤,致醛固酮自主性地分泌增多,引起潴钠排钾,体液容量扩张而抑制了肾素-血管紧张素系统的活性。

临床表现为高血压和低血钾综合征群,占高血压患者10%。

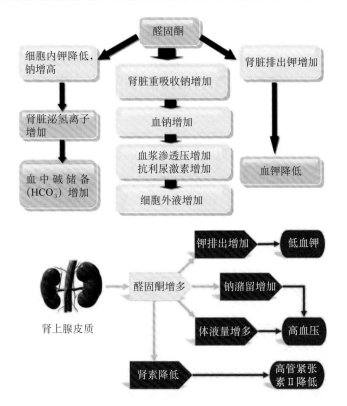

分型

- 醛固酮瘤
- 特发性醛固酮增多症
- 原发性肾上腺皮质增生
- 糖皮质激素可抑制原发性醛固酮增多症
- 分泌醛固酮的肾上腺皮质癌

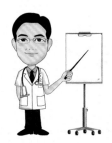

2. 原发性醛固酮增多症的表现

高血压	神经肌肉功能障碍	肾脏表现	心脏表现
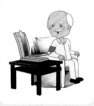	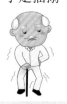 ● 肌无力 ● 周期性麻痹 ● 肢端麻木、手足搐搦	● 多尿，尤其夜尿多 ● 口渴、多饮 ● 尿路感染	● 心律失常 ● 阵发性室上性心动过速 ● 心室颤动

需要进行的检查

血浆醛固酮与肾素活性比值作为筛查指标。目前有 4 种确诊方式：

● 口服高钠饮食
● 地塞米松刺激试验
● 生理盐水灌注试验
● 卡托普利试验

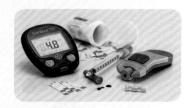

最常用卧立位试验

● **方法**　平卧过夜，清晨卧位采血测肾素、血管紧张素、醛固酮。采血后保持站立位 4 小时，再次采血测肾素、血管紧张素、醛固酮。

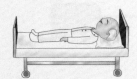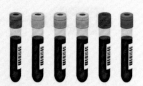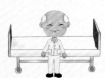

● **结果判断**　肾上腺皮质醛固酮分泌腺瘤者，卧位醛固酮水平明显高于正常，肾素 - 血管紧张素水平明显低于正常，立位 4 小时后醛固酮较前降低，肾素 - 血管紧张素较前无明显改变。肾素反应性腺瘤者，立位后肾素、血管紧张素、醛固酮较前升高。

3. 原发性醛固酮增多症的治疗

治疗方法

● 手术治疗

醛固酮肿瘤及单侧肾上腺增生适宜。

● 药物治疗 多用螺内酯、依普利酮、糖皮质激素等。

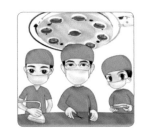

治疗药物

● 螺内酯 首选。多用非选择性醛固酮受体拮抗剂，作用于肾远曲小管和集合管，使水钠离子和氯离子排泄减少；男性可导致乳房发育和性功能减退，女性会导致月经紊乱。

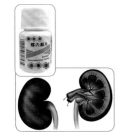

● 依普利酮 为高选择性醛固酮受体拮抗剂，可有效控制血压。应同时尽可能避免诸如男性乳房发育等不良反应的发生。

● 糖皮质激素 主要通过抑制垂体促肾上腺皮质激素 ACTH 分泌以减少醛固酮作用，建议服用长效或中效糖皮质激素，如地塞米松、泼尼松，均在睡前服用。用最少剂量的糖皮质激素使血压或血钾维持在正常范围，血压控制不佳可联合使用醛固酮受体拮抗剂。

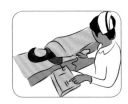

4. 原发性醛固酮增多症的自我护理

饮食

低钠高热量饮食，禁止一切腌制食品，每日盐用量不超过 2g。

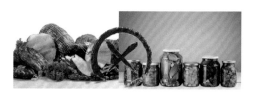

监测血压、血钾、出入量

定时监测血压，注意正确按医嘱服用降压药，补钾治疗时监测血钾，防止电解质失衡。必要时记录 24 小时出入量。

保持良好心态

积极了解疾病相关知识，消除思想顾虑。

居家指导

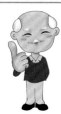

- 保持精神愉悦，情绪稳定。
- 监测血压变化，定时测血压。
- 规律饮食。以低盐、高蛋白饮食为主，适量补充高钾食物。
- 如出现四肢麻木、乏力等低血钾症状，及时就医，定期复查血钾。
- 按医嘱服药，定期复查。

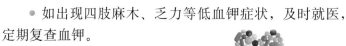

（杨　晶　闫雅凤　郭彦雪）

一、股骨颈骨折

1. 什么是股骨颈骨折?

　　股骨颈骨折是指股骨头与股骨头转子之间的股骨颈部分发生的骨折。常发生于老年人，随着人口老龄化、寿命延长，其发病率日渐增高，已成为严重的社会问题。临床治疗中存在骨折不愈合和股骨头缺血坏死两个主要难题。

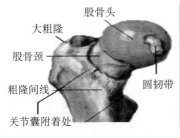
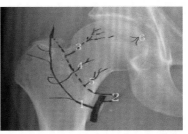

2. 导致股骨颈骨折的因素

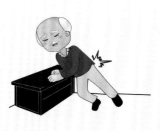

　　● 多数发生在中、老年人，与骨质疏松导致的骨质量下降有关，无明显外伤者即可出现骨折。

　　● 髋部受到外伤，如平地滑倒，床上跌下，下肢突然扭转。

　　● 青壮年股骨颈骨折多因发生车祸或高处跌落致伤。

3. 股骨颈骨折的治疗

非手术治疗	手术治疗
● 皮牵引	● 闭合复位内固定
● 穿防旋鞋	● 切开复位内固定
● 外展夹板固定	● 人工关节置换术

非手术治疗的管理

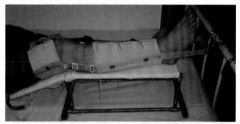

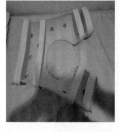

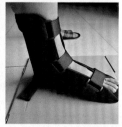

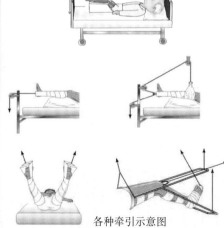

各种牵引示意图

● 皮牵引要求

被牵引肢体与牵引力在同一直线上。

肢体不接触床栏、足跟离床、悬空。

牵引绳不受压，滑车装置顺畅。

抬高床尾 15 ～ 25 厘米。

牵引物重量不得随意加减，保持悬空
状态。

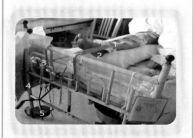

● 注意观察患肢血供、感觉、运动、疼痛

血供	皮温、皮色、动脉搏动、肿胀、皮肤受压。
感觉	麻木、发冷、感觉减退。
运动	肢体的运动情况、肌力情况。
疼痛	疼痛部位的性质。

手术治疗后体位自我管理

● 卧位

平卧	侧卧
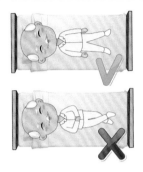	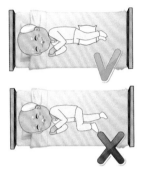

图中所示上图为正确的平卧姿势（左侧为患髋），保持患肢髋关节外展中立位，避免下图所示交腿动作。

图中所示上图为正确的侧卧姿势（左侧为患髋），双腿之间可放枕头或软垫保持患肢髋关节外展中立位，避免下图所示内收内旋动作。

术后功能锻炼

● 卧床时功能锻炼

术后 1 天可做深呼吸，小腿及踝关节活动踝泵练习。

术后 2～3 天健肢和上肢练习，股四头肌等长收缩和踝关节屈曲。

术后 3 天继续患肢肌力锻炼，增加髋部屈曲练习，仰卧伸腿，缓慢将患肢足跟向臀部滑动，使髋屈曲，注意角度不宜过大，以免髋部疼痛和脱臼。

如仍需卧床继续患肢肌力训练及器械练习、做步行训练准备。

● 下床后的康复训练及日常活动

使用助行器或拐杖适量运动，需照顾者陪伴。

下床后继续强化肌力训练及关节稳定性，逐步恢复日常活动。

可做静蹲练习、跨步练习及缓慢单腿站立练习。

站姿

图中所示最左侧为正确的站姿（左侧为患髋），保持患肢髋关节外展中立位，避免中图及右侧图所示内旋内收髋关节。

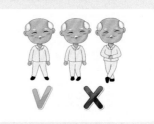

坐姿

图中所示左图为正确的坐姿（左侧为患髋），保持患肢髋关节外展中立位，髋关节屈曲不超过90°，必要时可使用坐垫增加座椅高度，腰背部可使用靠垫增加舒适性，避免右图所示的跷二郎腿动作。

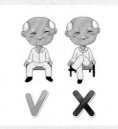

各种姿势的训练

● 由平卧到站立

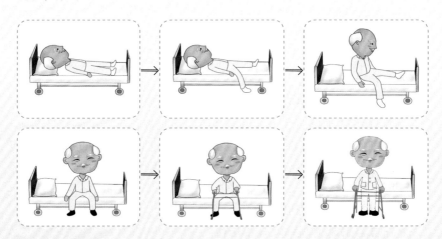

● 由站立到坐位

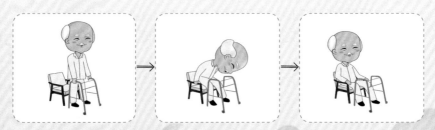

● 绝对禁止的姿势

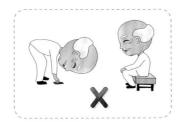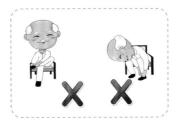

图中所示弯腰拾物及坐小板凳等使髋关节屈曲大于 90° 的动作均需避免，图中两种穿鞋或穿袜子的姿势很容易造成髋关节置换术后脱位（左侧为患侧），应该避免，可以借助他人帮助或长鞋拔子等工具。

4. 股骨颈骨折的预防

● 中老年人不宜到人多和车多的地方活动，下雨、下雪或地上积水、结冰时不要外出，以免跌倒而发生骨折。

● 不要攀登梯子或爬高活动，不宜在陡坡上行走。平时出门时，须缓步慢行，若有眼花、耳聋、头晕等症状时尽量减少外出，必须外出时要有帮助搀扶走路或手拄拐杖。夜间上厕所之前，应先在床沿坐上片刻，再下床行走。

骨折术后注意事项

● 必须使用拐杖至无疼痛及跛行时，方可弃拐，禁止奔跑、跳劲舞等髋关节大范围活动的项目，防止术侧下肢极度外展，避免受压，避免在不平整、过滑路面行走。

● 出现术侧髋关节任何异常情况，均应及时与医生联系复诊。

股骨颈骨折的居家指导

● 饮食　多进富含钙质的食物，如虾皮、虾米、豆制品、奶制品等，预防骨质疏松。

● 活动　继续功能锻炼，做到循序渐进，避免增加关节负荷量，如体重增加、长时间站或坐、长途旅行、跑步等。

● 日常生活　洗澡用淋浴不用浴缸，洗澡时间为拆线 1 周血痂自然脱落后，洗澡时防跌倒；如厕用坐式不用蹲式。

● 预防感染　关节局部出现红、肿、痛及不适，应及时复诊；在做其他手术前（包括牙科治疗）均应告诉医生曾接受关节置换术，以便预防性用抗生素。

● 复查　基于人工关节经长时间磨损与松离，必须遵医嘱定期复查，完全康复后，每年复诊 1 次。

（杨　丽　龚竹云）

二、骨质疏松症

1. 什么是骨质疏松症

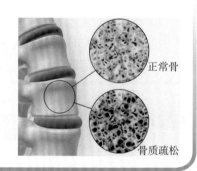

正常骨

骨质疏松

　　骨质疏松症是一种常见的全身性代谢性骨病，以单位体积内骨量减少及骨微结构改变为特征。

　　多见于绝经后妇女和老年男性。

2. 骨质疏松症的表现

腰背痛

- 占疼痛患者的 70%～80%。
- 久坐时疼痛加剧。
- 四肢放射痛。
- 肋间神经痛。

身长缩短、驼背

- 多在疼痛后出现。
- 第 11、12 胸椎及第 3 腰椎病变重。
- 驼背曲度加大。
- 身长平均缩短 3～6 厘米。

骨折

退行性骨质疏松症最常见和最严重的并发症。

呼吸功能下降

- 脊椎后弯，胸廓畸形。
- 肺活量和最大换气量减少。
- 胸闷、气短、呼吸困难等症状。

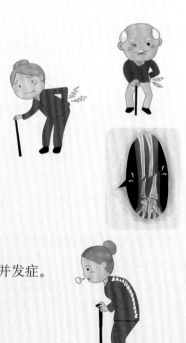

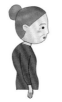

正常脊柱　　骨质疏松后脊柱　　严重骨质疏松脊柱

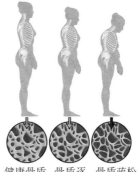

健康骨质　　骨质逐渐流失　　骨质疏松

3. 骨质疏松症的治疗

常用药物

类别	药名
骨吸收抑制剂	● 双膦酸盐 ● 雌激素 ● 降钙素等
骨形成促进剂	甲状旁腺激素等

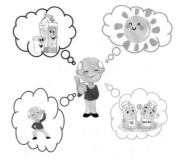

其他治疗方法

● 增加富含钙的食物。

● 增加日照。

● 适当运动。

● 适度补充钙剂。

● 改变不良的生活习惯（吸烟、过量嗜酒、碳酸饮料）。

4. 骨质疏松症的预防

预防方法

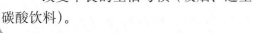

钙剂补充　＋　维生素D摄入　＋　运动　＋　日常起居防摔跤　＋　其他营养素

补充钙剂

● 牛奶富含多种矿物质，100g 牛奶中约含 100mg 元素钙，老年人每天需摄入 1000mg 以上。

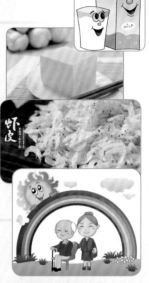

推荐

● 早、晚各喝一杯牛奶，可提供 250 ～ 500mg 钙。
● 日常膳食（豆腐、虾皮等食物）约可提供 500mg。

维生素 D 摄入

● 维生素 D 促进肠道对钙的吸收，减少肾脏钙的排泄。
● 补钙同时需要补充维生素 D。

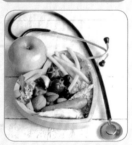

推荐

● 增加日晒是简单实用补充维生素 D 的好办法。
● 动物性食物（鱼肝油、蛋黄等）。
● 植物性食物（菌类、酵母等）。

其他营养素

● 很多蔬菜富含钙、镁、维生素 C 等，多食用蔬菜有利于预防骨质疏松的发生。

推荐

● 每日蔬菜摄入量 300 ～ 500g。
● 适量蛋白饮食。

活动

● 宜当运动可提高机体各器官的功能，促进全身新陈代谢，增加肌肉力量，改善身体灵活性、协调性，防范骨质疏松症患者跌倒，避免髋骨骨折。

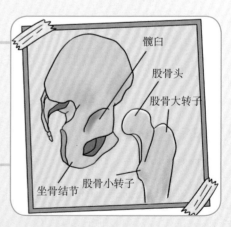

髋臼
股骨头
股骨大转子
坐骨结节
股骨小转子

推荐

● 有氧运动。
● 肌力训练。
● 灵活性训练。

居家指导

- 保持愉快的心情，正确认识疾病。
- 规律饮食，饮食多样化，摄入富含钙的食物，如牛奶、蔬菜等。
- 合理安排运动时间及运动多样化。
- 穿着舒适鞋子，防止摔倒。
- 定期到医院复查。

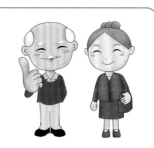

（杨　丽　龚竹云　赵　婷）

三、腹腔镜下胆囊切除术

1. 认识胆囊及胆囊切除术

胆囊的部位

- 位于右侧肋骨下肝脏后方，呈梨形囊袋状。
- 胆囊分底、体、颈三部分。
- 具有浓缩、储存、排出胆汁和分泌功能。

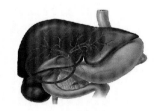

导致胆囊疾病的因素

- 脂代谢异常，长期高蛋白、高脂肪、高热量饮食。
- 长期禁食、肥胖、遗传因素。
- 不能按时进餐，排空功能减退。
- 胆囊管梗阻、胆囊壁炎症。
- 肿瘤压迫。
- 蛔虫感染。

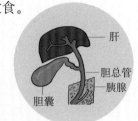

腹腔镜下胆囊切除术

是一种微创手术，是通过向腹腔内注入二氧化碳，达到一定压力后再在腹部开几个小切口，将胆囊切除取出到体外的手术方式。

这种方式简单、安全。

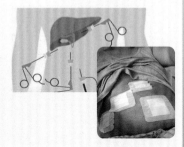

优势

出血少、创口小。	疼痛轻。	恢复快、住院时间短。

2. 术前准备

皮肤准备

（腹部及会阴部）备皮，清洁脐孔，术前晚上洗澡。

药物准备

术前一天做抗生素过敏试验。

肠道准备

术前一天 22：00 后停止进食、饮水。

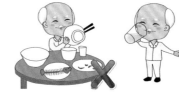

术晨准备

术晨排空小便。勿戴首饰、手表、活动性义齿、眼镜等物品；病号服内勿穿内衣、内裤。

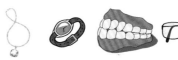

3. 术后照护

病情观察

全身麻醉后一般取平卧位，血压平稳，麻醉清醒后改半卧位。

给予心电监护、低流量吸氧。

腹部体征的观察

观察有无腹胀、腹痛、出血等，留置引流管，并妥善固定，观察引流液的量、性状、颜色及引流管是否通畅，切口处皮肤有无红肿，是否有渗液。

呕吐的观察

呕吐是术后常见症状之一，主要是由于二氧化碳对胃肠道的刺激及二氧化碳积聚所致。有呕吐者，最重要的是保持呼吸道通畅，头偏向一侧，防止呕吐物被吸入气管和肺里，造成吸入性肺炎。

饮食护理

当日禁食，术后第二天可进流食，不宜进不易消化和产气食物，如牛奶、豆浆等，应定时定量，少食多餐，勿暴饮暴食，以清淡、易消化、低脂、高蛋白、高热量、高维生素类饮食为主，忌食辛辣刺激性食物。

活动

术后 6 小时后，应做轻微的活动，如踝泵练习，股四头肌锻炼，20 ～ 30 个一组，每天 8 ～ 10 组，预防下肢静脉血栓促进肠蠕动及胃肠功能恢复，减轻腹胀、防止并发症。避免剧烈活动或搬动重物以免损伤伤口部位的肌肉。

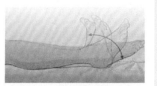

腹腔引流管的观察要点

● 观察引流液

观察引流液的量、色、性状、气味。

手术前期正常色泽为淡红色，后期为黄色、清亮，若引流液颜色为红色则为异常；若引流量突然减少，并感到腹胀伴发热，应及时检查引流管有无堵塞或脱落。

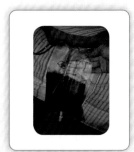

● 严格无菌操作

引流管应低于出口平面，防止逆行性回流造成感染。

观察引流管周围有无引流液外漏，皮肤有无红肿，破损。

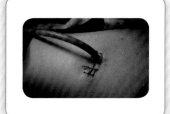

● 固定

防止扭曲，受压，折叠。

卧床时，应将引流袋妥善固定在床上，在身体状况允许的情况下可将床头抬高，便于引流；下床活动时，应将引流管妥善固定在裤腿处，防止滑脱。

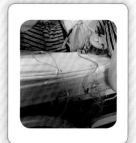

● 主诉

如引流口疼痛，这可能是引流管过紧压迫或引流液刺激所致。

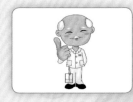

术后并发症及观察要点

- **胆瘘**　最常见的并发症之一，一般为术后出现持续性腹痛，常有局部腹膜刺激症状、体温升高，引流液呈黄绿色胆汁样。

- **腹腔感染**　注意有无持续发热，常为术后3天持续高热，伴有腹痛腹胀。

- **黄疸**　注意观察皮肤、巩膜是否黄染。

- **出血**　应密切监测体温、脉搏、呼吸、血压，观察面色、末梢循环情况，有无四肢发冷、出冷汗等状况；观察留置腹腔引流管，引流液量、性状、颜色。

- **肩部疼痛**　是腹腔镜常见并发症，由于残留于腹腔内的二氧化碳积聚在膈下间隙，刺激膈神经所引起。一般酸痛较轻，无须处理，3～5天能自行消失。

术后学会有效咳痰

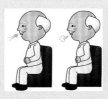

- 坐在床上或沙发上，上身微向前倾。

- 采用腹式呼吸，口微开深呼吸，再以两次短促的呼吸，呼出所有气体。

- 双手手指交叉横压在伤口上，以便咳嗽时能固定伤口免于振动。

- 维持嘴微张，快速吸一口气再用力咳嗽1～2次，把痰液咳出来。

术后早期活动的重要性

- **减少尿潴留**　防止泌尿系感染。

- **促进血液循环**　有利于伤口恢复。

- **增加呼吸深度**　有利于气管分泌物排出，减少肺部并发症。

- **促进胃肠蠕动**　预防肠粘连，减轻腹痛，增进食欲。

- **避免手术后长时间卧床**　以免形成静脉血栓。

术后卧床锻炼

● 踝泵练习（踝关节主动屈伸锻炼）。平卧于床足用力做上勾及下踩运动，各保持 5 秒，每组 20 ～ 30 个，每天 8 ～ 10 组。

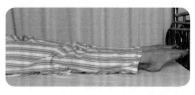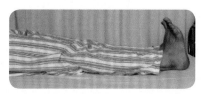

● 伸指、握拳、屈腕、屈肘锻炼。
● 下肢外旋，内收锻炼。平卧，上下肢保持外展中立位，外旋、内收，5 秒一次，20 次一组，每天 5 ～ 6 组。

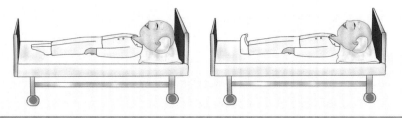

4. 术后

居家指导

● 有出院带药者，需按时服用消炎利胆药物；术后 1 个月和半年时，分别到门诊复查腹部彩超。

● 注意避免过度劳累，保证充足睡眠，保持心情舒畅；从事脑力劳动者 1 周后可正常工作，工作期间，避免劳累，3 个月内避免抬重物及重体力劳动，劳逸结合，适当锻炼，如散步、慢跑。

● 如体温升至 38.5℃ 以上，反复或持续出现右上腹、中上腹、右腰背部、肩部疼痛不适，进食后腹胀，皮肤、巩膜黄染应及时就诊。

● 定时定量、少食多餐、细嚼慢咽、不宜过饱、避免暴饮暴食；在饮食结构上应以低脂肪、低胆固醇、高维生素、高纤维素、优质蛋白为主；多吃蔬菜、水果，清淡易消化饮食，多喝水，忌辛辣食物，忌饮酒。不宜食用油腻煎炸食物，如猪油、肥肉、坚果类；避免食用高胆固醇食物，如动物内脏、家禽皮、蛋黄、鱼子等；不饮浓茶，咖啡，术后 1 个月避免产气的及碳酸食物，如牛奶、可乐。

（赵　婷　申姜琼）

四、胸腔镜下肺叶切除术

1.认识胸腔镜下肺叶切除术

　　胸腔镜手术，也称电视辅助胸腔镜手术，是使用现代摄像技术和高科技手术器械装备，在胸壁套管或微小切口下完成胸内复杂手术的微创胸外科手术。根据操作者熟练程度和病情需要可实施单孔、双孔、三孔、多孔。

胸腔镜的主机和屏幕

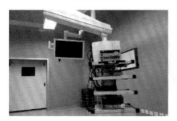

胸腔镜镜头

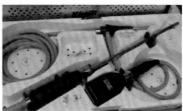

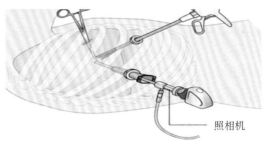

照相机

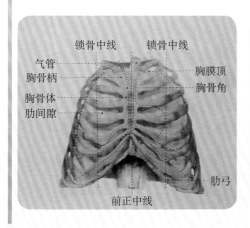

锁骨中线　　锁骨中线

气管
胸骨柄
胸骨体
肋间隙

胸膜顶
胸骨角

肋弓

前正中线

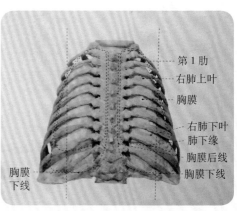

第1肋
右肺上叶
胸膜

右肺下叶
肺下缘
胸膜后线
胸膜下线

胸膜
下线

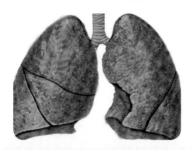

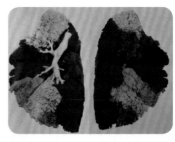

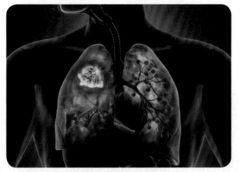

临床以肺叶切除术为主的综合治疗是肺疾病外科治疗的推荐方案。

应用范围包括

- 活检
- 肺叶楔形切除术
- 解剖性肺段切除术
- 全肺切除术
- 支气管袖状肺叶切除术

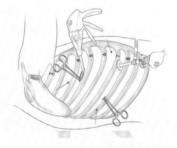

常见手术方式

- 右肺上叶切除术
- 右肺中叶切除术
- 右肺下叶切除术
- 左肺上叶切除术
- 左肺下叶切除术
- 肺叶楔形切除术
- 术中 CT 定位引导下肺叶切除术

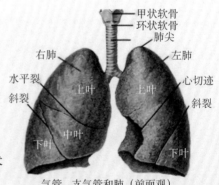

气管、支气管和肺（前面观）

胸腔镜手术与传统手术比较

传统开胸手术	胸腔镜手术
大切口 25～30 厘米	切口 1～2 厘米
需切断胸背肌肉	无须切断或切断很少胸背肌肉
需撑开肋骨或切断肋骨	无须撑开肋骨及切断肋骨
术后伤口较痛，镇痛药用量大	术后伤口疼痛减轻，镇痛药用量小
术后影响心肺功能	术后对心肺功能影响小
胸腔引流量多、拔管时间延长	胸腔引流量减少，拔管时间提前
恢复慢	恢复快
住院天数 7～14 天	住院天数 2～5 天

2. 胸腔镜下肺叶切除术的选择

适应证

● **诊断性手术适应证** 可应用于多种胸腔疾病，包括胸膜、肺部、纵隔、心包疾病以及胸外伤的诊断。

清晰显示于电视机上，可照相和录像，并获得组织病理学检查。

● **治疗性手术适应证** 包括胸膜胸壁疾病，如脓胸、漏斗胸、外伤止血、气胸等；肺部疾病，如肺良性肿块切除，肺癌、终末肺气肿的肺减容；食管疾病，如食管平滑肌瘤、食管憩室、贲门失弛缓症、食管癌；纵隔疾病，如胸腺瘤、畸胎瘤等纵隔肿瘤，巨大纵隔囊肿。

禁忌证

● **不能耐受单肺通气麻醉，胸膜广泛粘连或严重心肺功能不全** 如中央型肺癌；严重肺气肿；无顺应性肺；严重的胸膜粘连、胸腔闭锁；恶性纵隔肿瘤侵及大血管及神经；有外侵的食管肿瘤等。

3. 胸腔镜下肺叶切除术前照护

呼吸道准备

- 戒烟　吸烟者术前戒烟 2 周以上。
- 预防和控制感染　注意口腔卫生，可遵医嘱做雾化治疗。
- 呼吸功能锻炼　练习腹式深呼吸、有效咳嗽、咳痰、吹气球。

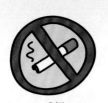 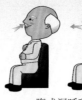 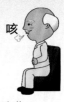

戒烟　　　　雾化　　　　腹式深呼吸　　　　有效咳嗽

胃肠道准备

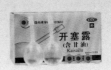

- 术前禁食 12 小时，禁饮 8 小时。
- 术前 1 晚排便，必要时给予开塞露。

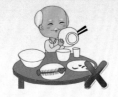

饮食和休息

- 鼓励摄入营养丰富、易消化食物。
- 创造安静舒适睡眠环境，利用合适方法促进
睡眠。
- 病情允许时，可适当增加白天活动。
- 必要时遵医嘱使用镇静催眠药。

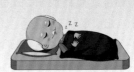

适应性训练

- 练习床上使用尿壶、便盆，以适应术后床上排尿、排便。
- 练习自行调整卧位和床上翻身，以适应术后体位变化。
- 进行踝泵训练，预防下肢静脉血栓形成。

手术区皮肤准备

● 洗浴　术前晚洗澡。

● 备皮　手术区备皮，若毛发细小，可不备皮；若影响手术，应予以剃除。

● 备皮范围　上自锁骨上及肩上，下至脐水平，包括术侧上臂和腋下，胸背均超过中线 5 厘米以上。

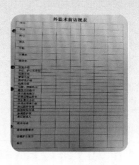

积极配合护士术前访视

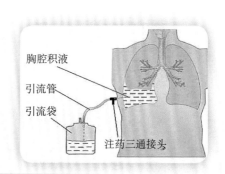

物品准备：牙膏、牙刷、牙缸、毛巾（2 大 2 小）、香皂、面巾纸 2 盒、湿纸巾 1 盒、矿泉水（小瓶）4 瓶、吸管若干、尿布 2 包、袜子、剃须刀。

请您的家属于手术当天 9：00 将物品送到监护室门口按门铃

联系电话：××××××

4. 胸腔镜下肺叶切除术后照护

胸腔镜闭式引流管护理

● 妥善固定，避免打折、受压。

● 严格无菌。

● 保持引流管通畅。

● 观察引流液颜色、性状、量。

● 观察气柱波动。

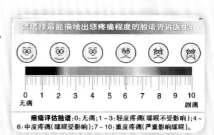

疼痛护理

● 依据疼痛评估表，准确给出疼痛评分。

● 使用镇痛泵。

● 使用静脉镇痛药物。

● 心理护理。

● 环境管理。

预防肺部并发症

- 有效咳痰，护士给予叩背。
- 雾化吸入治疗。
- 按压气管，刺激咳嗽。
- 必要时进行口、鼻腔吸痰。

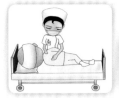
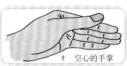

↑ 空心的手掌

预防下肢深静脉血栓

- 鼓励主动运动。
- 有血栓高危因素时，穿抗血栓袜，使用抗血栓泵。
- 如病情平稳，术后第 1 天可协助下床活动。

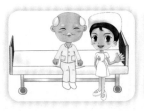
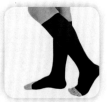

保证营养

- 胃肠外营养 手术当天禁食、禁水，静脉补液治疗。
- 胃肠内营养 病情稳定，术后第 1 天可进清淡、易消化高蛋白、高维生素半流质饮食。

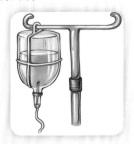
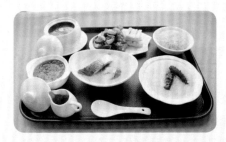

拔管前康复锻炼

鼓励咳嗽	鼓肺运动	鼓励腹式呼吸

咳

居家指导

● 长期坚持呼吸功能锻炼

缩唇呼吸

吸气与呼气时间比为 1 ： 2 或 1 ： 3

 用鼻深吸气

 用口慢呼气
（呈口哨样）

腹式呼吸

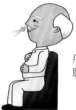 用鼻吸气，
腹部鼓起

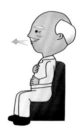 用口呼气，
腹部内收

咳嗽排痰训练

深吸气　　　　　屏住呼吸　　　　　用力咳嗽

全身锻炼

 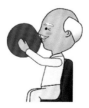 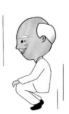

蹬楼梯　　　　　吹气球　　　　　原地蹲起
　　　　　深吸气后，慢慢吹出
　　　　　直到吹不动为止

呼吸锻炼操
肢体锻炼（15～20分钟/次，3次/天）

   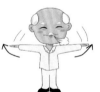

①吸气时，上肢伸直 ②上举 ③呼气时，双臂向下 ④外展，扩胸 ⑤自然下垂

下肢锻炼（10次/组，任选3组/天，术后3～4次/天）

①腓肠肌运动 ②股四头肌运动 ③足部画图

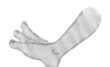 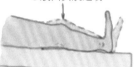

足趾向上向下活动 腘窝贴床，再放松膝盖 顺时针、逆时针

④髋膝运动 ⑤自然下垂

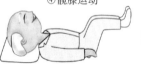

弯曲膝盖大腿，再伸直腿，5秒后放下

综合运动（每项运动3～5分钟）

①摆臂运动 ②上肢上举运动 ③臂膀运动

双手左右大幅度摆动 双上肢交替 十指脑后叠加，双肘面前开合

爬墙锻炼

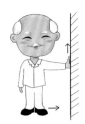

手臂伸直，沿墙上爬，
脚随之向墙移动

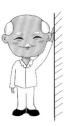

上爬高过头，向
反方向回至原位

- 禁烟：术后禁止吸烟，以免促进复发。
- 合理膳食、均衡营养：果蔬占日常饮食的 1/4 为宜，含蛋白质丰富食物。
- 定期复查。

（龚竹云　赵　婷）